Oliver Peters Klaus Runggaldier

Algorithmen-Chart im Rettungsdienst

Die 27 wichtigsten Notfälle im Überblick

Mitarbeit und wissenschaftliche Beratung:

Dr. Thomas Schlechtriemen, Saarbrücken
Dr. Georg Rohe, Lohne

ELSEVIER
URBAN & FISCHER

URBAN & FISCHER
München · Jena

1 Notfalleinsatz

1.1 Eintreffen an der Einsatzstelle und BAK-Schema

! Wichtige ergänzende Informationen im Algorithmen-Buch ☞ 1.2

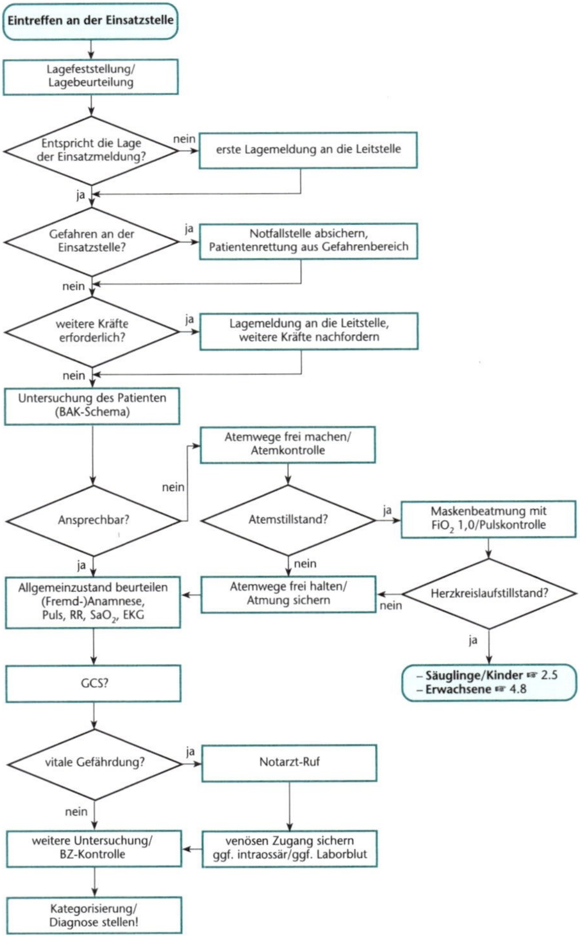

Zuschriften und Kritik an:
Elsevier GmbH, Urban & Fischer Verlag, Fachberufe, Karlstraße 45, 80333 München

Wichtiger Hinweis für den Benutzer
Die Erkenntnisse in der Medizin unterliegen laufendem Wandel durch Forschung und klinische Erfahrungen. Die Autoren dieses Werkes haben große Sorgfalt darauf verwendet, dass die in diesem Werk gemachten therapeutischen Angaben (insbesondere hinsichtlich Indikation, Dosierung und unerwünschten Wirkungen) dem derzeitigen Wissensstand entsprechen. Das entbindet den Nutzer dieses Werkes aber nicht von der Verpflichtung, anhand der Beipackzettel zu verschreibender Präparate zu überprüfen, ob die dort gemachten Angaben von denen in diesem Buch abweichen und seine Verordnung in eigener Verantwortung zu treffen.

Wie allgemein üblich wurden Warenzeichen bzw. Namen (z. B. bei Pharmapräparaten) nicht besonders gekennzeichnet.

Bibliografische Information Der Deutschen Bibliothek
Die Deutsche Bibliothek verzeichnet diese Publikation in der Deutschen Nationalbibliografie; detaillierte bibliografische Daten sind im Internet unter http://dnb.d-nb.de abrufbar.

1. Auflage 2005

Der Urban & Fischer Verlag ist ein Imprint der Elsevier GmbH.

08 09   5 4 3 2

Planung: Heiko Krabbe
Redaktion: Ulrike Kriegel, München
Herstellung: Hildegard Graf
Satz: Mitterweger & Partner, Plankstadt
Druck: Appl, Wemding
Umschlaggestaltung: SpieszDesign, Neu-Ulm
Titelfotografie: Coobjektiv, Wolfgang Moll, Ulm

ISBN 3-437-47610-6

Aktuelle Informationen finden Sie im Internet unter http://www.elsevier.com und www.elsevier.de

1.2 Transport

! **Wichtige ergänzende Informationen im Algorithmen-Buch ☞ 1.3**

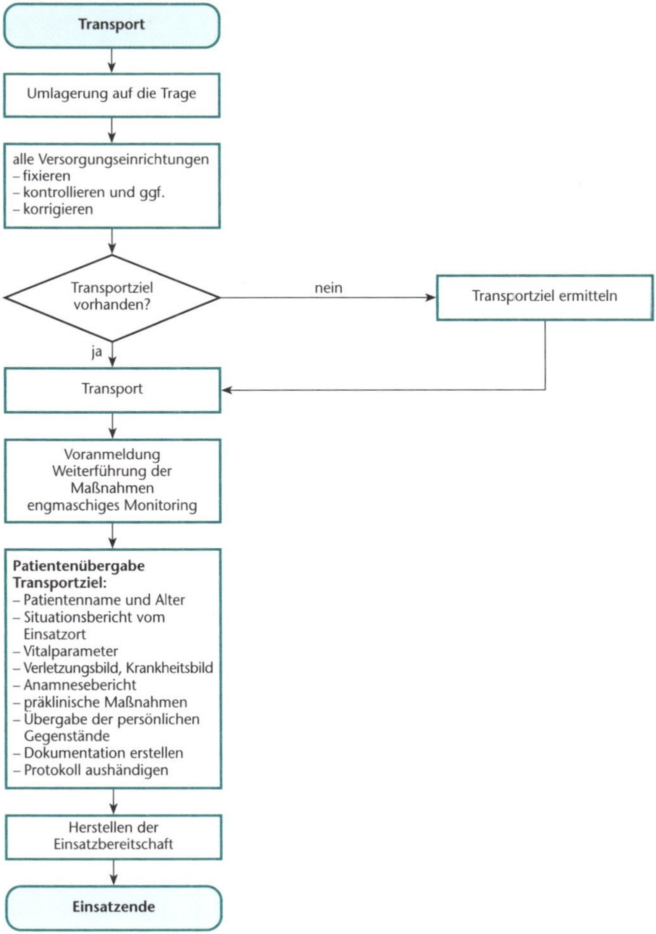

2 Pädiatrischer Notfall

2.1 Bradykardie beim Kind

! Wichtige ergänzende Informationen im Algorithmen-Buch ☞ 2.2

Langsame Schlagfolge des Herzens.
Bradykarde Werte:

- *Säugling: Frequenzen < 100/min*
- *Kleinkind: Frequenzen < 80/min*

Schwerpunkt der Versorgungsstrategie

! Behebung der Ursache

Hypoxie ist die häufigste Ursache für eine Bradykardie bei Kindern. Ausgelöst z.B. durch Fremdkörperaspiration, Ertrinken, verlängerten Krampfanfall usw. Die Verbesserung der respiratorischen Situation steht damit im Zentrum der Therapie – die Herzfrequenz normalisiert sich in der Folge automatisch.

Anmerkungen zu wichtigen Maßnahmen

- Flachlagerung – zur Erhaltung einer ausreichenden Perfusion
- Sauerstoffgabe – ggf. Beatmung mit Beatmungsbeutel und Reservoir, da Hypoxie meist ursächlich für die Kreislaufstörung
- Nach Ursachen der Hypoxie suchen und beseitigen – wenn die Ursache der Hypoxie nicht erkannt und beseitigt wird, kann sich die Kreislaufsituation nicht bessern
- Kontinuierliches Monitoring (syst. RR, SaO_2, EKG) – Überwachung der Oxygenation und frühzeitiges Erkennen einer drohenden Reanimationssituation
- Blutzuckermessung – Hypoglykämie als Auslöser oder Folge von Kreislaufstörungen ausschließen
- Herzlungenwiederbelebung, wenn Herzfrequenz < 60/min – Werte reichen nicht aus, eine adäquate Kreislauffunktion aufrecht zu erhalten
- Venöser Zugang – ggf. auch intraossär, da die Gefäße, die aus dem Markraum des Knochens entspringen, auch im Schock nicht kollabieren, und so eine Punktion in den meisten Fällen problemlos gelingt.

*** Symptome**
Bradykardie, ruhig bis apathisch wirkend, Bewusstseinstörung bis Bewusstlosigkeit, Hypotension, Minderdurchblutung (Rekapillarisierungszeit), Atemnot, ggf. Zyanose

**** Basismaßnahmen**
Flachlagerung, ggf. stabile Seitenlagerung, O_2-Gabe 6–8 l/Min., Wärmeerhaltung, ständige Vitalzeichenkontrolle, Monitoring, BZ-Messung, Notarzt-Ruf

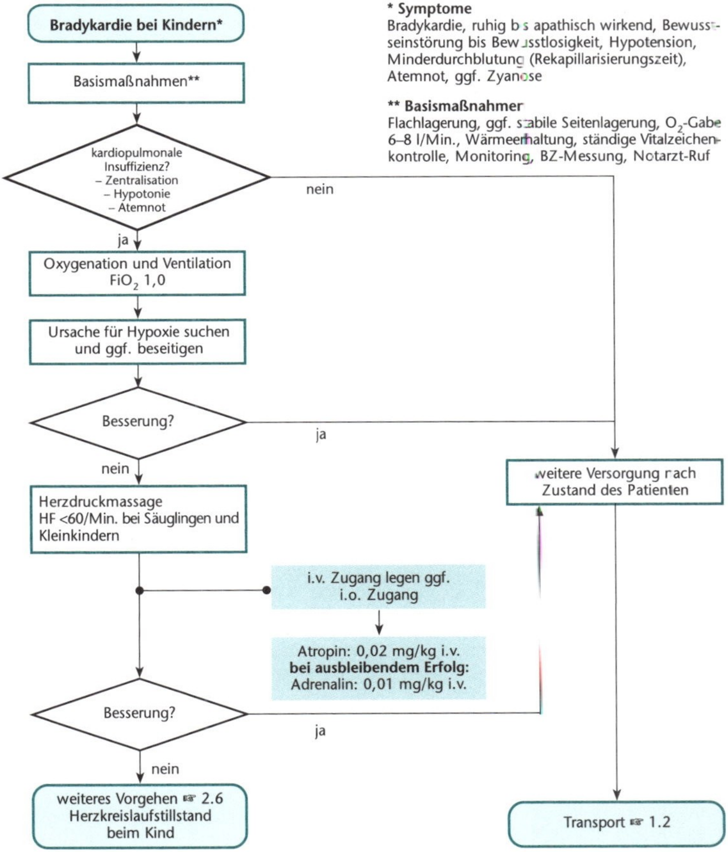

2.2 Fieberkrampf

! Wichtige ergänzende Informationen im Algorithmen-Buch ☞ 2.3

Ausdruck plötzlicher, exzessiver Entladung größerer Neuronenverbände des Gehirns, ausgelöst durch (rasche) Fieberanstiege > 39 °C. Häufigste Art von Krampfanfällen (Gelegenheitskrämpfe, keine Epilepsie) zwischen dem 6. Lebensmonat und dem 5. Lebensjahr.

Schwerpunkte der Versorgungsstrategie

! Beendigung eines aktuellen Krampfereignisses

Zerebraler O_2-Verbrauch und Hirndurchblutung nehmen während des Krampfanfalls um > 50 % zu. Resultat bei länger andauernden Anfällen → Laktazidose. Die entstehenden sauren Metaboliten können Permeabilitätsstörungen, Einzelzellnekrosen oder auch ein zytotoxisches Hirnödem auslösen.

! Vermeidung von Rezidiven

Fieber kann Krampfschwelle herabsetzen, daher frühzeitig Temperaturreduktion.

Anmerkungen zu wichtigen Maßnahmen

! Bei anhaltendem Krampfereignis

- Anfallsbeobachtung – Art des Anfalls (fokal oder generalisiert? Tonisch oder klonisch? Dauer?) wichtig für den weiterbehandelnden Arzt
- Sauerstoffgabe – verhindert bzw. mindert neuronale Schäden
- Diazepam rectiole – zur Beendigung des Krampfereignisses und damit des hohen Sauerstoffbedarfs. Sedierende Wirkung verhindert meist gleich Rezidive
- Venöser Zugang – nur erforderlich bei anhaltendem Krampf trotz wiederholter Diazepam-Gabe.

! Bei beendetem Krampfereignis

- Beruhigung – von Kind und Eltern. Unruhe der Eltern überträgt sich auf das Kind
- Lagerung – auf dem Schoß eines Elternteils, um ein Sicherheitsgefühl zu vermitteln
- Monitoring – auf das Nötigste beschränken, Kind nicht zusätzlich verängstigen
- Temperaturreduktion – Wadenwickel bewirken schnelle Temperatursenkung, Paracetamol eine lang anhaltende. Beseitigt die Ursache des Fieberkrampfs
- Blutzuckermessung – Ausschluss einer Hypoglykämie als Auslöser des Krampfanfalls.

*** Symptome**

- fieberhafter Infekt seit Stunden bis Tagen mit Temp. >39 °C, Muskulatur: Tonusverlust oder Steigerung, ggf. klonische Krämpfe vermehrter Speichelfluss „Schaum vor dem Mund“
- Augen: starrer Blick, Blickdeviation
- Atmung: unregelmäßig, sehr flach, evtl. Lippenzyanose postiktual: flüchtige Lähmungen, desorientiert, Somnolenz

**** Basismaßnahmen**

- Lagerung: wache Patienten sitzende Lagerung, z.B. Schoß der Mutter
- O_2-Gabe 4 l/Min. über Maske oder Sonde vorlegen! Basismonitoring, Temperaturmessung, BZ-Kontrolle, Notarzt-Ruf

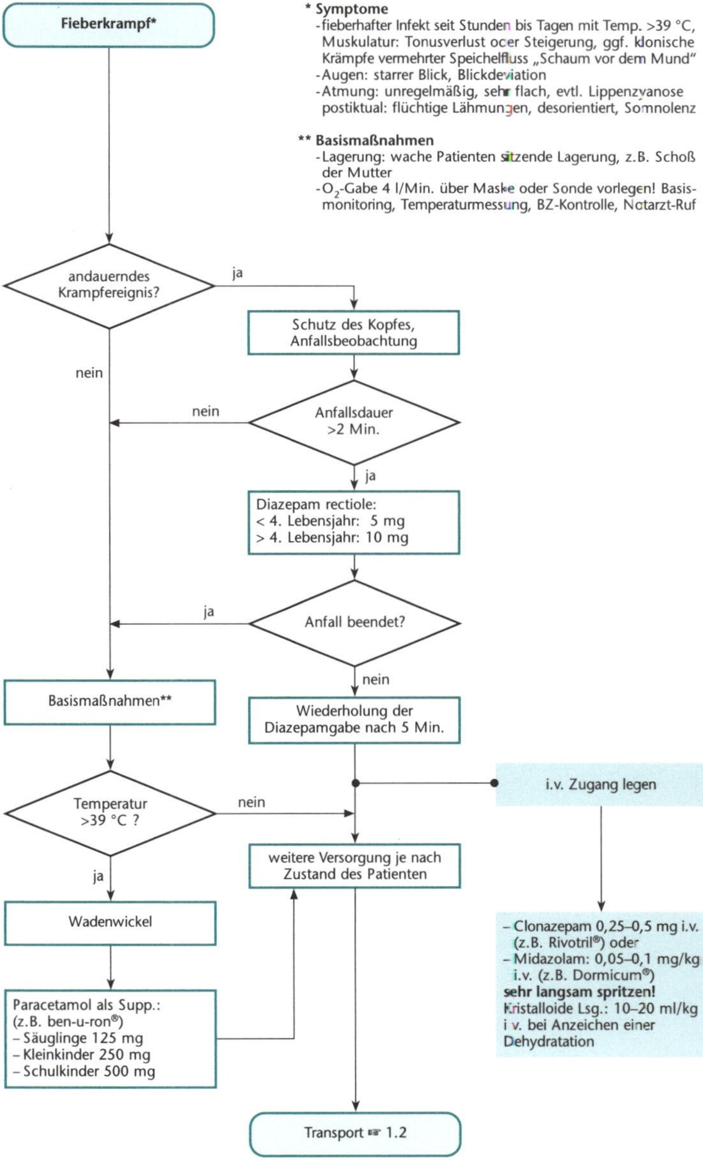

2.3 Pseudokrupp/Laryngotracheobronchitis (LTB)

! **Wichtige ergänzende Informationen im Algorithmen-Buch ☞ 2.4**

Subglottische (unterhalb der Stimmbänder) Entzündung des Larynx mit stenosierendem (verschließendem) Schleimhautödem (☞ Abb. 2.4), häufig mit Ausdehnung bis in den Bronchialbereich.

Schwerpunkt der Versorgungsstrategie

! **Behebung der subglottischen Verengung**

Je nach Ausprägung des Schleimhautödems, droht eine dramatische Abnahme des Querschnitts der betroffenen Atemwege mit resultierender Atemnot, die zusätzlich durch den im Rahmen des Infekts anfallenden Schleim verstärkt wird.

Anmerkungen zu wichtigen Maßnahmen

- Lagerung – auf dem Schoß eines Elternteils, um das Kind nicht zusätzlich zu verängstigen und dadurch die Atemnot zu verstärken
- Kalt-/Feuchtluft inhalieren – Schleimhaut abschwellend
- Notarzt-Ruf ≥ Stadium II – in diesem Stadium kann sich die Situation schnell verschlechtern
- Adrenalininhalation – bewirkt durch Vasokonstriktion eine rasche Abschwellung der Atemwege mit Vergrößerung des Querschnitts der betroffenen Abschnitte
- Prednison – wirkt entzündungshemmend und Schleimhaut abschwellend.

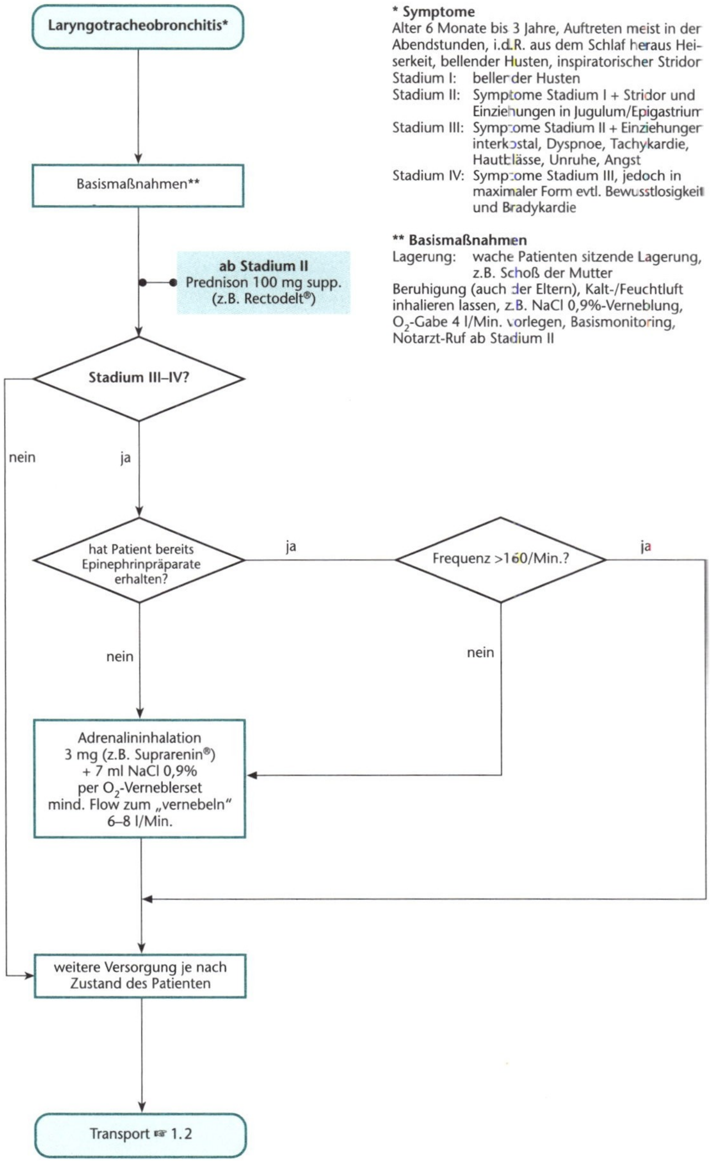

*** Symptome**

Alter 6 Monate bis 3 Jahre, Auftreten meist in der Abendstunden, i.d.R. aus dem Schlaf heraus Heiserkeit, bellender Husten, inspiratorischer Stridor

Stadium I: bellender Husten

Stadium II: Symptome Stadium I + Stridor und Einziehungen in Jugulum/Epigastrium

Stadium III: Symptome Stadium II + Einziehungen interkostal, Dyspnoe, Tachykardie, Hautblässe, Unruhe, Angst

Stadium IV: Symptome Stadium III, jedoch in maximaler Form evtl. Bewusstlosigkeit und Bradykardie

**** Basismaßnahmen**

Lagerung: wache Patienten sitzende Lagerung, z.B. Schoß der Mutter

Beruhigung (auch der Eltern), Kalt-/Feuchtluft inhalieren lassen, z.B. NaCl 0,9%-Verneblung, O_2-Gabe 4 l/Min. vorlegen, Basismonitoring, Notarzt-Ruf ab Stadium II

2.4 Epiglottitis

! Wichtige ergänzende Informationen im Algorithmen-Buch ☞ 2.5

Akute Erkrankung mit entzündungsbedingter Kehldeckelschwellung (Epiglottitis), die in kurzer Zeit zur bedrohlichen Luftnot bis hin zum Atemstillstand führen kann.

Schwerpunkt der Versorgungsstrategie

! Vermeidung einer sich verschlechternden respiratorischen Situation, geleitet vom Ziel eines schnellen Transports (Play and Go).

Anmerkungen zu wichtigen Maßnahmen

- Ruhe ausstrahlen – weitere Stressfaktoren für Eltern und Kind unbedingt vermeiden
- Lagerung – in sitzender Position auch während des Transports, da beim Hinlegen die völlige Verlegung der Atemwege droht
- Sauerstoffgabe (locker vorgehaltene O_2-Maske) – Vermeidung einer Hypoxie und Optimierung der Oxygenation
- Notarzt-Ruf – es droht die komplette Verlegung der Atemwege
- Kind kontinuierlich beobachten – kein routinemäßiges Monitoring wegen der Stresswirkung
- Intubations- und Koniotomiebereitschaft herstellen – es droht der komplette Verschluss der Atemwege
- Endotrachealtubus – aufgrund des verschwollenen und damit verengten Larynxeingangs 0,5–1 mm kleiner wählen als normal
- Assistierte Maskenbeatmung – positiver Druck der Beatmung ist oft noch in der Lage, die Atemwege (bedingt) zu öffnen.

! Keine Racheninspektion, da jede Manipulation zum kompletten Verschluss der Atemwege führen kann.

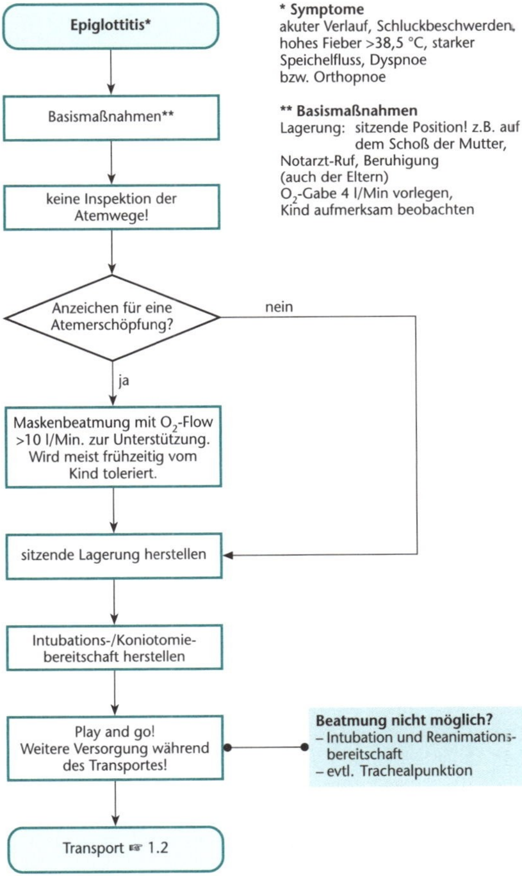

*** Symptome**
akuter Verlauf, Schluckbeschwerden, hohes Fieber >38,5 °C, starker Speichelfluss, Dyspnoe bzw. Orthopnoe

**** Basismaßnahmen**
Lagerung: sitzende Position! z.B. auf dem Schoß der Mutter,
Notarzt-Ruf, Beruhigung (auch der Eltern)
O_2-Gabe 4 l/Min vorlegen,
Kind aufmerksam beobachten

2.5 Herzkreislaufstillstand beim Säugling und Kind

! Wichtige ergänzende Informationen im Algorithmen-Buch ☞ 2.5

Ein Herzkreislaufstillstand bedeutet den Ausfall der lebenswichtigen Vitalfunktionen, Bewusstsein, Atmung und Kreislauf.

Wichtigste Änderungen durch die ERC-Empfehlungen 2005

! Thoraxkompressionen

- Begonnen wird mit der Thoraxkompression
- Verhältnis Kompression zu Ventilation 15:2. Kompressionsfrequenz 100/Min.
- Drucktiefe 1/3 des Thoraxdurchmessers
- Technik:
  - *Säuglinge:* Ein Helfer: „Zwei-Finger-Methode“ / Zwei Helfer: „Beide-Daumen-Methode“
  - *Kleinkinder:* Handballen einer Hand.

! Defibrillation

- Einzel-Schock-Strategie. Nach Defibrillation sofort wieder Thoraxkompression (keine Kontrolle von EKG, Puls, o.ä). Nach 2 Minuten CPR (15 : 2) erneute Rhythmusanalyse.
- Jede Defibrillation mit 4 J/kg unabhängig ob mono- oder biphasisch (keine eskalierende Energien!)
- Pad / Paddle-Größe: so groß wie möglich, bei ausreichendem Abstand.
- Beobachteter Kreislaufstillstand – Defibrillation vor weiteren Maßnahmen, wenn sofort verfügbar
- Feines (schwer zu erkennendes) Kammerflimmern ist kaum defibrillierbar. Fortgesetzte CPR erhöht Defibrillationswahrscheinlichkeit. Dieses zu „übersehen“ schadet somit nicht. Umgekehrt – ineffektive Defibrillationsversuche erhöhen den Herzschaden durch Stromwirkung und CPR-Pausen (no-flow-time).

! Medikamente

- Die tracheale Medikamentengabe ist der intravenösen und intraossären Verabreichung eindeutig nachgeordnet. Nur empfohlen, wenn letztere nicht möglich
- VF – Adrenalin nach der zweiten erfolglosen Defibrillation, unmittelbar vor dem 3. Schock
- Asystolie – Adrenalin sobald ein Zugang vorhanden
- Keine Routinegabe von Natriumhydrogenkarbonat.

***Symptome**
bewusstloser Patient mit Atem- und Kreislaufstillstand,
evtl. Bradykardie, Zyanose oder fahles Hautkolorit,
evtl. weite, lichtstarre Pupillen

****Basismaßnahmen**
Atemwege freimachen! Initial 5 Beatmungen
Bei nicht selbst beobachtetem Kreislaufstillstand zunächst 2 Minuten kontinuierlich Basismaßnahmen!
Beatmung per Ambubeutel mit Demandventil oder Reservoir,
O_2-Flow: Säuglingsbeutel 6 l/Min., Erwachsenenbeutel 10 l/Min.
Beatmungsvolumen dem Alter entsprechend,
bis sich der Brustkorb sichtbar hebt
Herzdruckmassage: Tiefe ca. 1/3 des Thoraxdurchmessers
HDM-Frequenz: 100 /Min.
Verhältnis HDM : Beatmung 15:2

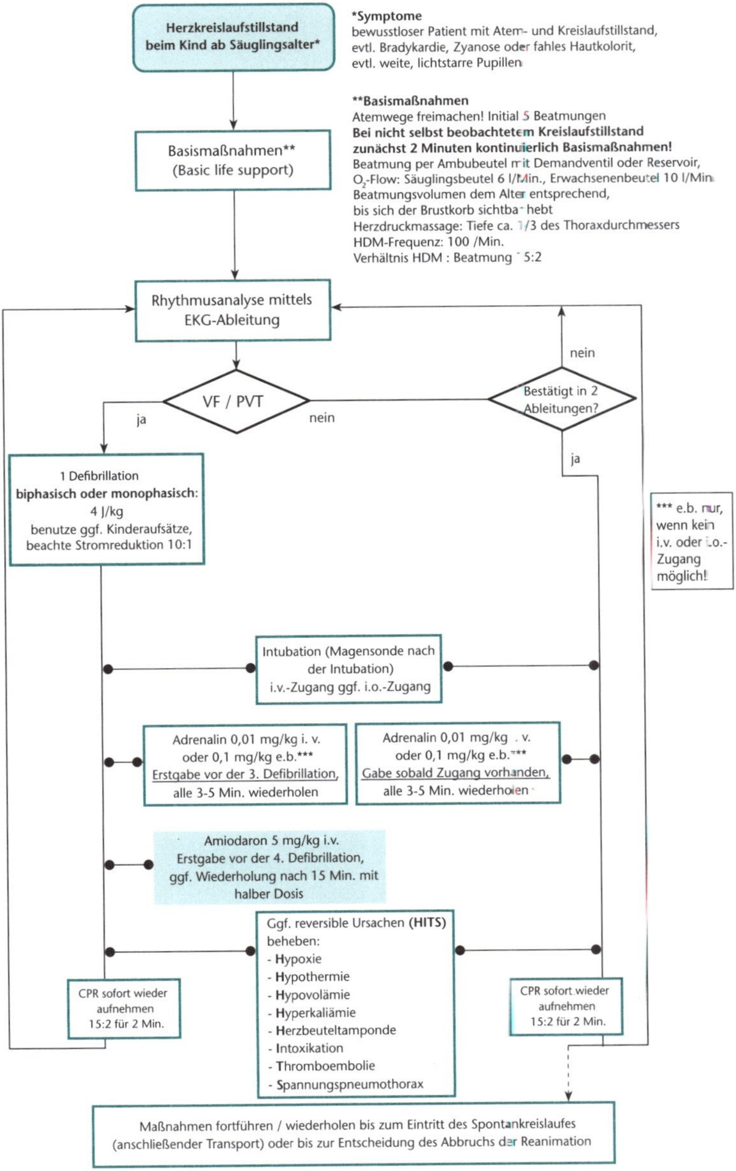

3 Gynäkologische Notfälle

3.1 Notfallgeburt

! **Wichtige ergänzende Informationen im Algorithmen-Buch ☞ 3.1**

Notfallgeburt ist eine ungeplante Geburt außerhalb der Geburtsklinik.

Schwerpunkte der Versorgungsstrategie

! **Entscheidung ob die Geburt präklinisch erfolgen muss**

Die Geburt ist i.d.R. in folgenden Situationen nicht mehr zu unterbrechen:

- Spontaner Pressdrang
- Regelmäßige Presswehen
- Sichtbares Köpfchen während der Presswehen
- Kindlicher Kopf komplett zwischen den Beinen zu sehen.

! **Durchführung der Geburt und Versorgung des Neugeborenen**

! **Wichtige Seiten im Mutterpass:**

- Seite 5–6 (21–22 bei zweiter beschriebener Schwangerschaft) beinhaltet u. a. besondere Befunde und den eigentlichen Termin
- Seite 7–8 (23–24) beinhaltet wichtige Daten zur Kindslage, RR der Patientin, Schwangerschaftswoche usw.
- Seite 9 (25) enthält wichtige Daten zum Kind sowie Vermerke der Ultraschalldiagnostik.

Anmerkungen zu wichtigen Maßnahmen

- Raum aufwärmen – drohende Unterkühlung des Neugeborenen und ggf. der Mutter bei größeren Blutverlusten unter der Geburt
- Kontinuierliches Monitoring (syst. RR, SaO_2, EKG) – psychologischer Effekt für die Mutter (Gefühl der Sicherheit)
- Venöser Zugang – Voraussetzung für eine ggf. erforderliche Volumengabe oder Tokolyse
- Dammschutz – Vermeidung des Dammrisses und Verlangsamung der Geburt und damit Vermeidung zu schneller Deflektionsbewegungen des kindlichen Köpfchens die zu HWS-Schädigungen führen könnten
- Grünes Fruchtwasser (Mekonium) – Absaugung vor dem ersten Atemzug, da die Aspiration zu schweren Infektionen führen kann
- Abnabeln – Durchtrennen der Nabelschnur zwischen zwei sterilen Einmalklemmen, die etwa 15 cm vom Kind weg gesetzt werden. Das Belassen der Nabelschnur bringt keinen Vorteil, sie ist eher hinderlich bei der Versorgung des Kindes
- Abtrocknen des Kindes – Vermeidung einer Unterkühlung.

! Da die meisten Neugeborenennotfälle durch O_2-Mangel entstehen, sind sie i.d.R. durch eine suffiziente Oxygenierung beherrschbar.

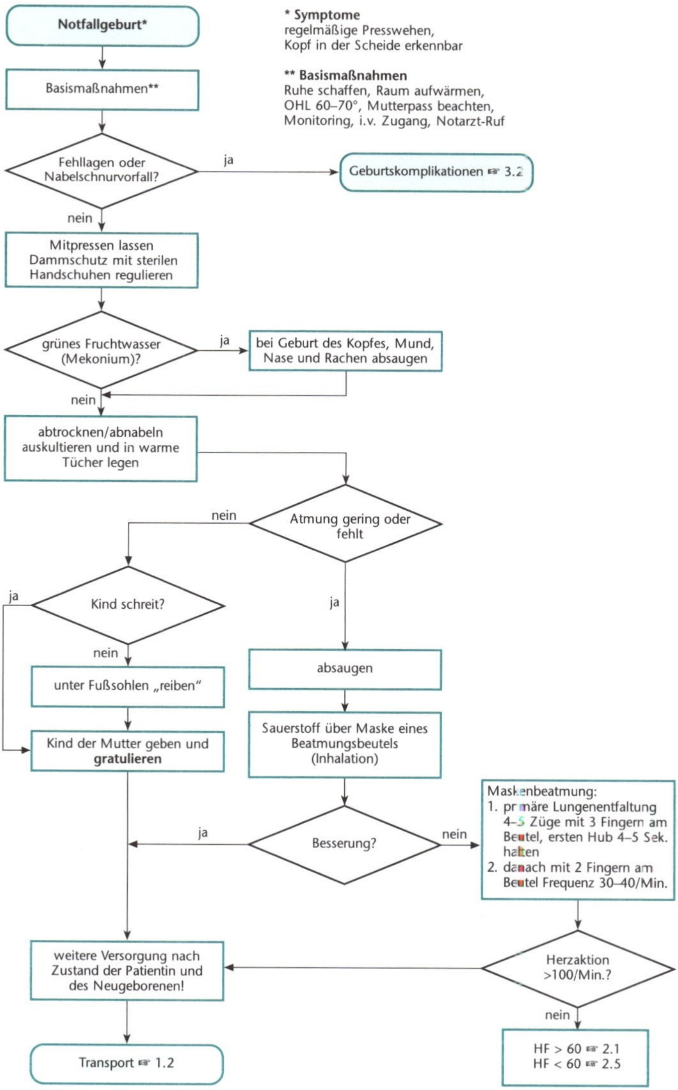

Notfallgeburt*
* Symptome
regelmäßige Presswehen,
Kopf in der Scheide erkennbar
** Basismaßnahmen
Ruhe schaffen, Raum aufwärmen,
OHL 60–70°, Mutterpass beachten,
Monitoring, i.v. Zugang, Notarzt-Ruf
Basismaßnahmen**
Fehllagen oder Nabelschnurvorfall?
ja
Geburtskomplikationen ☞ 3.2
nein
Mitpressen lassen
Dammschutz mit sterilen
Handschuhen regulieren
grünes Fruchtwasser (Mekonium)?
ja
bei Geburt des Kopfes, Mund, Nase und Rachen absaugen
nein
abtrocknen/abnabeln
auskultieren und in warme
Tücher legen
Atmung gering oder fehlt
nein
ja
Kind schreit?
ja
nein
unter Fußsohlen „reiben"
Kind der Mutter geben und **gratulieren**
absaugen
Sauerstoff über Maske eines
Beatmungsbeutels
(Inhalation)
Besserung?
ja
nein
Maskenbeatmung:
1. primäre Lungenentfaltung 4–5 Züge mit 3 Fingern am Beutel, ersten Hub 4–5 Sek. halten
2. danach mit 2 Fingern am Beutel Frequenz 30–40/Min.
Herzaktion >100/Min.?
nein
HF > 60 ☞ 2.1
HF < 60 ☞ 2.5
weitere Versorgung nach
Zustand der Patientin und
des Neugeborenen!
Transport ☞ 1.2

3.2 Geburtskomplikationen

! **Wichtige ergänzende Informationen im Algorithmen-Buch ☞ 3.2**

Von den vielen möglichen Geburtskomplikationen, die auftreten, sind im Wesentlichen nur zwei für die präklinische Notfallmedizin relevant (Nabelschnurvorfall und pathologische Geburtslagen), da andere Geburtskomplikationen wie die Nabelschnurumschlingung präklinisch nicht diagnostiziert bzw. therapiert werden können.

Schwerpunkte der Versorgungsstrategie

! **Nabelschnurvorfall**

Vermeidung einer Wehentätigkeit → durch Kompression der Nabelschnur mit dem Kopf droht eine Untervorsorgung des Kindes.

! **Pathologische Geburtslagen**

Querlagen (QL) sind grundsätzlich geburtsunmöglich → Kaiserschnitt
Längslagen werden unterteilt in:

- Schädellage (SL) also die „normale" Geburtslage und
- Beckenhochlage (BEL) auch Steißlage genannt.

Bei geburtsunmöglichen Lagen schnellstmöglicher Transport in nächstgelegene geburtshilfliche Abteilung. Bei Beckenendlage Vermeidung einer Wehentätigkeit oder – bei fortgeschrittener Geburt – zügige Entwicklung des Kopfes, da die Nabelschnur des Kindes durch den nachfolgenden Kopf komprimiert wird.

Anmerkungen zu wichtigen Maßnahmen

! **Nabelschnurvorfall**

- Beckenhochlagerung – Schwerkraft bedingt erfolgt eine leichte Druckentlastung der Nabelschnur
- Sauerstoffgabe – Erhöhung des O_2-Angebots soll gerade im Bereich des fetalen Kreislaufs eine Hypoxie verhindern bzw. -mindern
- Wehenhemmung – Erschlaffung der glatten Gebärmuttermuskulatur zur Druckentlastung der Nabelschnur.

! **Pathologische Geburtslagen**

- Sauerstoffgabe – erhöhter O_2-Verbrauch mit Gefahr einer Hypoxie

! Ist der Körper im Rahmen der Steißgeburt bereits geboren, muss die Geburt vor Ort zu Ende geführt werden! Das Kind drückt jetzt mit dem Köpfchen die Nabelschnur ab, so dass nur 3–4 min bleiben, um das Kind unbeschadet zu entwickeln. Keine Wehenhemmung!

*** Symptome**
Nabelschnur wird im Geburtskanal sichtbar, Eintragungen im Mutterpass beachten (Seite 9/25)!

**** Basismaßnahmen**
Beckenhochlagerung, z.B. Kissen unterlegen, O_2-Gabe 4–6 l/Min., Wärmeerhaltung, Monitoring, i.v. Zugang, Notarzt-Ruf, ständige Vitalfunktionskontrolle, ggf. **Geburtshelfer** und Baby-NAW nachfordern

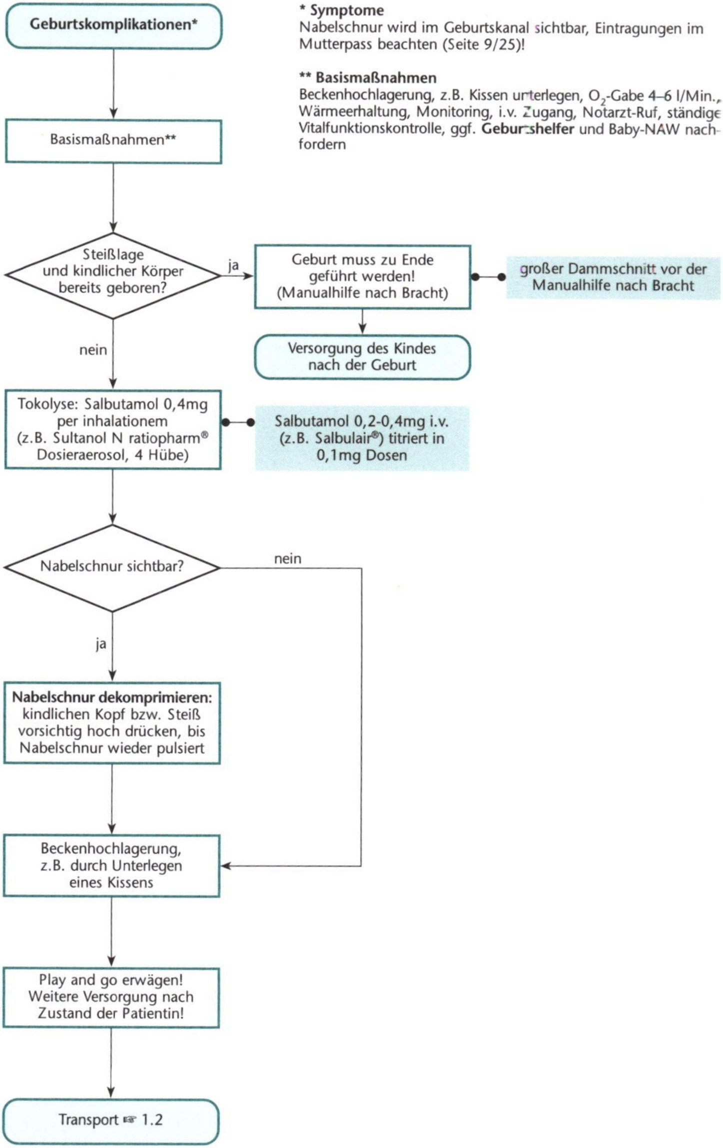

3.3 Akute gynäkologische Blutung

! **Wichtige ergänzende Informationen im Algorithmen-Buch ☞ 3.3**
Oft als genitale Blutung, meist mit Blutungen nach innen vergesellschaftet. Diese intraabdominellen Blutungen führen zum Bild eines akuten Abdomens.

Schwerpunkt der Versorgungsstrategie

! Schocksymptomatik frühzeitig erkennen und mittels einer Volumentherapie und einem schnellen Transport nach dem „Play-and-go-Prinzip" begegnen.
Keine akute Gefährdung liegt in der Regel vor bei:
- Verneinter Schwangerschaft ohne Schocksymptome
- Frühschwangerschaft > 6. Schwangerschaftswoche mit wehenartigen Schmerzen ohne Schocksymptomatik.

Anmerkungen zu wichtigen Maßnahmen

- Sauerstoffgabe – Vermeidung von Hypoxämien und Optimierung der Oxygenation
- Wärmeerhaltung – Kältezittern usw. bewirkt erhöhten Stoffwechsel und erhöhten Sauerstoffverbrauch, schockverstärkend
- Kontinuierliches Monitoring (syst. RR, SaO_2, EKG) – Gefahr von Hypotonien und Hypoxien
- Venöser Zugang – Voraussetzung für gezielte Volumentherapie
- Volumengabe – frühzeitig beginnen. Blutdruckwerte zwischen 80 und 110 mmHg syst. sind anzustreben, Werte > 120 zu vermeiden, um sistierende Blutungen nicht neu zu beleben
- Tokolyse – bei Placenta praevia mit aktiver Wehentätigkeit, da die weitere Wehentätigkeit die Blutung verstärkt.

*** Symptome**
evtl. starke Unterleibsschmerzen mit unterschiedlichem Charakter, Unruhe, Angst, Kaltschweißigkeit, Dyspnoe, Tachykardie, Hypotonie, evtl. Blutung aus der Vagina, evtl. harte Bauchdecken

**** Basismaßnahmen**
Lagerung: ansprechbare Patienten in Fritsche-Lage
O_2-Gabe 6–10 l/Min., Notarzt-Ruf, Wärmeerhaltung, Monitoring, i.v. Zugang, Laborblut

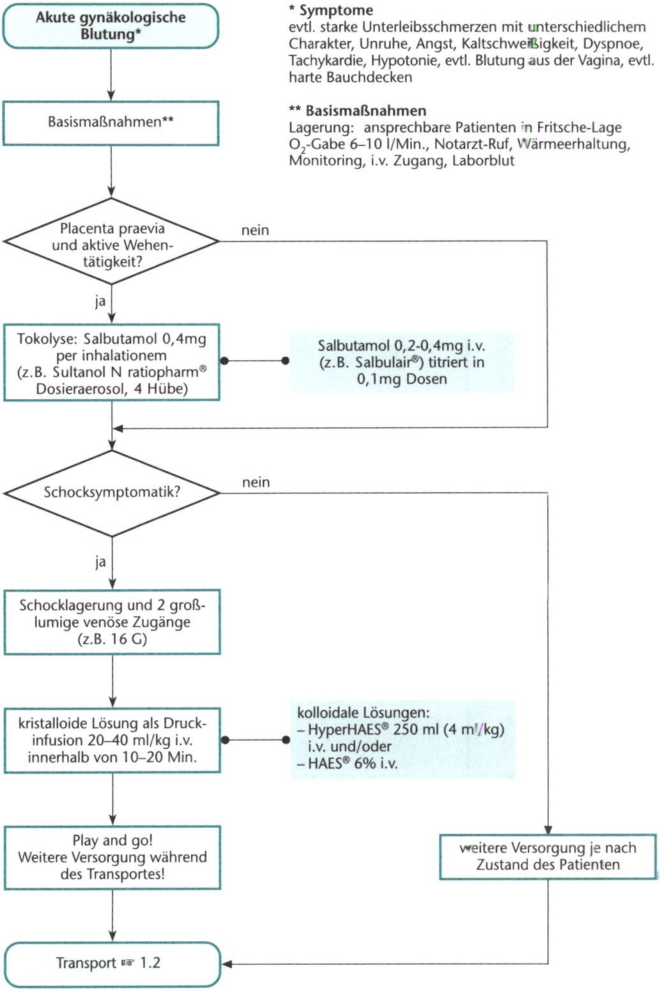

4 Internistische Notfälle

4.1 Gastrointestinale Blutung

! **Wichtige ergänzende Informationen im Algorithmen-Buch ☞ 4.1**

Bei gastrointestinalen Blutungen (GI-Blutungen) handelt es sich um Blutungen innerhalb der Strecke zwischen Ösophagus und Rektum. Unterschieden werden:

- Obere GI-Blutung zwischen Ösophagus und Duodenum
- Untere GI-Blutung zwischen Jejunum und Rektum

Anatomische Grenze stellt das Treitz'sche Band dar.

Schwerpunkt der Versorgungsstrategie

! Schocksymptomatik frühzeitig erkennen und mittels einer Volumentherapie und einem schnellen Transport nach dem „Play-and-go-Prinzip" begegnen.

Gerade **präklinisch nicht stillbare Blutungen** profitieren von einer schnellen Versorgung und einem schnellen Transport. Aggressive Volumentherapie vor Ort ist kontraindiziert, weil sie Zeit kostet, die Gerinnung durch Verdünnung verschlechtert und durch einen temporären Blutdruckanstieg den Blutverlust noch vergrößert.

Anmerkung zu wichtigen Maßnahmen

- Lagerung
  - ohne Schocksymptomatik OHL 30-35°, Erleichterung der Atmung und damit verbesserte Oxygenierung
  - mit Schocksymptomatik flach in Seitenlagerung, Aspirationsschutz und Erhöhung des venösen Rückflusses
- O_2-Gabe 6–10 l/Min. – Vermeidung von Hypoxämien und Optimierung der Oxygenation
- Wärmeerhaltung – Kältezittern usw. bewirkt erhöhten Stoffwechsel und erhöhten Sauerstoffverbrauch, schockverstärkend
- Kontinuierliches Monitoring (syst. RR, SaO_2, EKG) – Gefahr von Hypotonien und Hypoxien
- Venösen Zugang legen – Voraussetzung für eine gezielte Volumentherapie
- Volumengabe – frühzeitig beginnen. Blutdruckwerte zwischen 80 und 90 mmHg syst. sind anzustreben, Werte > 120 zu vermeiden, um sistierende Blutungen nicht neu zu beleben
- Intubation und Beatmung – nur bei schwerer Schocksymptomatik und bewusstseinsgetrübten Patienten, hohe Aspirationsgefahr durch emetische Wirkung und Zeitverlust!

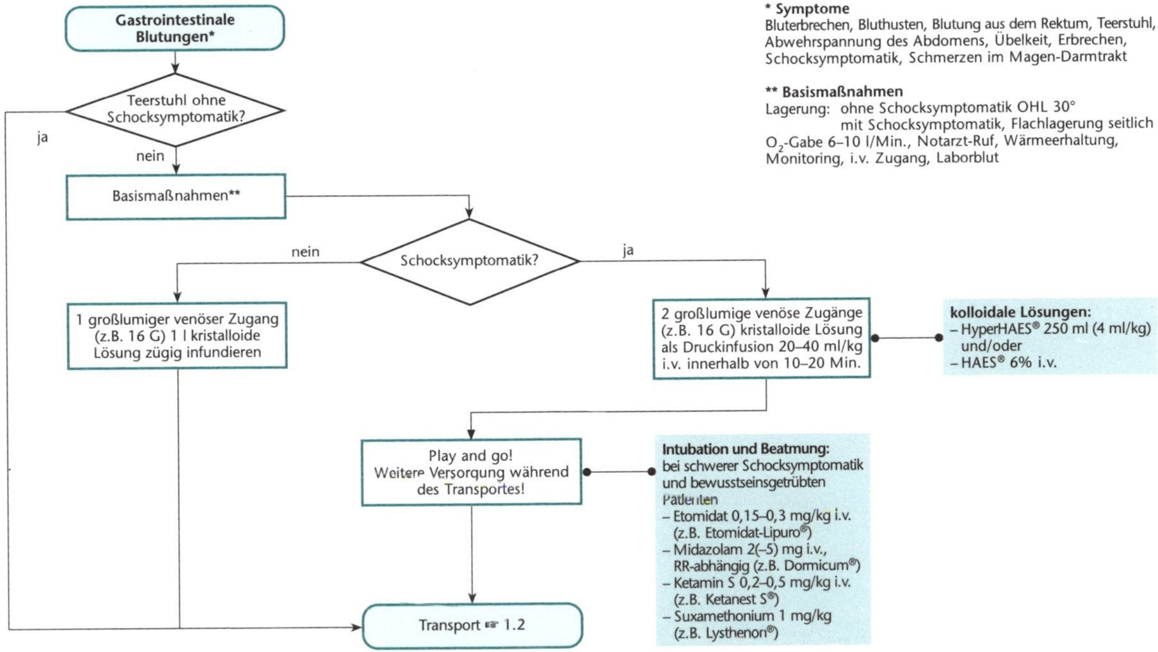

*** Symptome**
Bluterbrechen, Bluthusten, Blutung aus dem Rektum, Teerstuhl, Abwehrspannung des Abdomens, Übelkeit, Erbrechen, Schocksymptomatik, Schmerzen im Magen-Darmtrakt

**** Basismaßnahmen**
Lagerung: ohne Schocksymptomatik OHL 30°
mit Schocksymptomatik, Flachlagerung seitlich
O_2-Gabe 6–10 l/Min., Notarzt-Ruf, Wärmeerhaltung, Monitoring, i.v. Zugang, Laborblut

4.2 Hypoglykämie

! **Wichtige ergänzende Informationen im Algorithmen-Buch ☞ 4.2**
Absinken der Blutzuckerkonzentration unter 50 mg/dl, bei Säuglingen unter 40 mg/dl.

Schwerpunkt der Versorgungsstrategie

! Anhebung der Blutzuckerkonzentration auf min. Werte > 100 mg/dl.

! **Glukose als Energielieferant**
Einige Gewebe, wie das Gehirn, sind ausschließlich auf Glukose als Energiespender angewiesen. Zu wenig Glukose im Blut → Störung der Energiegewinnung, mit Gefahr von tonisch-klonischen Krampfanfällen (☞ 5.2), massiver Untergang von Hirnzellen und Bewusstlosigkeit bis zum Tod.

Anmerkung zu wichtigen Maßnahmen

- BZ-Messung – Kapillarblut aus der Fingerbeere oder dem Ohrläppchen verwenden. Kein venöses Blut verwenden, kann zu falsch niedrigen Werten führen
- Ansprechbare Patienten – orale Zufuhr von Glukose in Form von Traubenzuckerpastillen oder stark gezuckerten Getränken oder ersatzweise fünf Ampullen Glukose 40 % à 10 ml
- Bewusstseinsgestörte oder bewusstlose Patienten – Stabile Seitenlagerung zur Aspirationsprophylaxe
- Kontinuierliches Monitoring (syst. RR, SaO_2, EKG) – gestörte Bewusstseinslage birgt weitere Gefahren bis zum Kreislaufstillstand
- Venösen Zugang legen, als Voraussetzung für eine i.v. Glukose-Gabe
- Glukose – da Glukose stark venenreizend ist, immer langsam unter schnell laufender Infusion spritzen. Cave: Vor der Glukosegabe unbedingt die sichere intravasale Lage prüfen (z. B. Rückläufigkeitsprobe), da paravasale Gabe der hochosmolaren Glukose 40 % zu schweren Nekrosen der Weichteile führt.

! Erneute BZ-Messung nach 10 Min., z. B. im Rahmen einer Hyperinsulinämie oder Überdosierung oraler Antidiabetika drohen erneut Hypoglykämien.

*** Symptome**
Anamnese (bekannter Diab. mell.), starke körperliche Anstrengung, Heißhunger, Unruhe, Tremor, Angst, Redezwang, somnolent bis bewusstlos, kaltschweißig, Blässe, Tachykardie, Krampfanfälle, Aphasie, Hemiplegie

**** Basismaßnahmen**
Lagerung: ansprechbare Patienten in OHL 30°
BZ-Messung, O_2-Gabe 4–6 l/Min., Notarzt-Ruf, Wärmeerhaltung, Monitoring, i.v. Zugang (Cave: Rückläufigkeitsprobe)

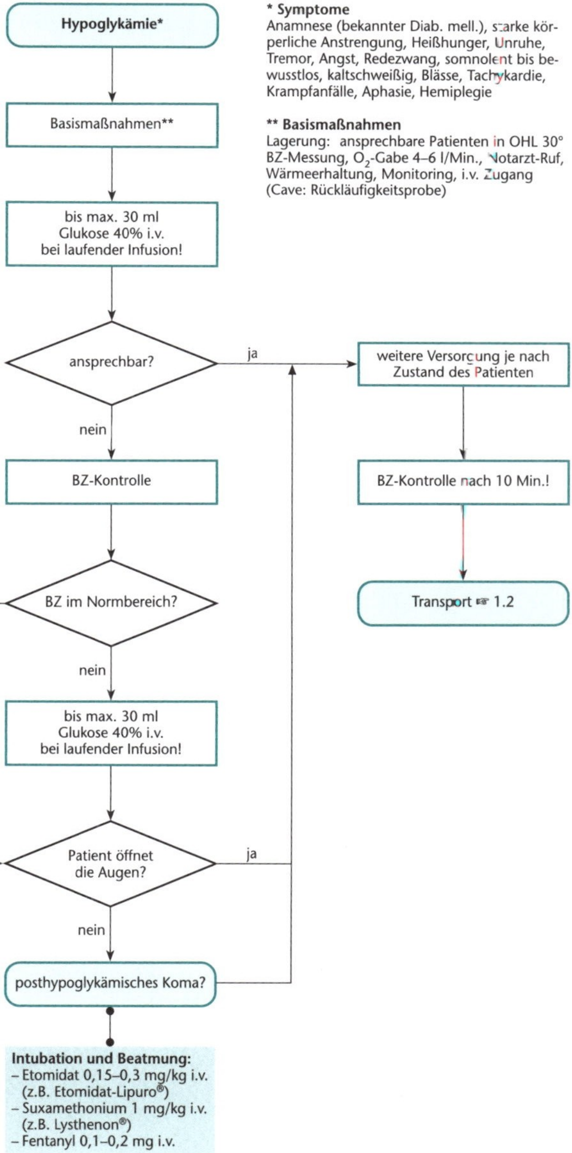

4.3 Anaphylaktischer Schock

! Wichtige ergänzende Informationen im Algorithmen-Buch ☞ 4.3

Akut lebensbedrohliche Unverträglichkeitsreaktion (allergische Reaktion) des Körpers auf körperfremde Stoffe.

Schwerpunkte der Versorgungsstrategie

! Allergenzufuhr stoppen

Um die weitere Aktivierung der Immunabwehr zu unterbrechen.

! Mediatorenfreisetzung z. B. von Histamin aus den Mastzellen unterbrechen

Mediatoren wie z. B. Histamin, Bradykinin und Leukotriene sind sehr vasoaktiv. Histamin z. B. bewirkt eine Vasodilatation und Steigerung der Gefäßpermeabilität (Durchlässigkeit der Gefäßmembran) mit Bildung lokaler Ödeme oder einer generalisierten Vasodilatation mit Schocksymptomatik.

! Atemwege sichern

Schleimhautschwellung in den Atemwegen (Larynxödem) kann zu Luftnot bis hin zur Totalverlegung der Atemwege führen, ein Bronchospasmus mit Schwellung der Bronchialschleimhäute zu massiven Asthmaanfällen.

Anmerkung zu wichtigen Maßnahmen

- Flachlagerung – Erhöhung des zirkulierenden Blutvolumens und somit Blutdrucksteigerung
- Sauerstoffgabe – Gefahr von Hypoxämien und Atemwegsobstruktion
- Wärmeerhaltung – Kältezittern mit erhöhtem Stoffwechsel und erhöhtem Sauerstoffverbrauch → schockverstärkend
- Kontinuierliches Monitoring (syst. RR, SaO_2, EKG) – da Hypotonien und Hypoxien drohen
- Anlegen eines venösen Zugangs – Vorraussetzung für gezielte medikamentöse Therapie und Volumengabe
- Adrenalin – wirkt über die α_1-Rezeptoren vermittelte Vasokonstriktion der durch Mediatoren ausgelösten Vasodilatation entgegen. Die Stimulation der β-Rezeptoren löst eine Bronchodilatation (β_2-Rezeptoren) sowie eine Hemmung der Histaminfreisetzung über die β_1-Rezeptoren aus
- Clemastin – verhindert weiteres Anheften von Histamin an den H_1-Rezeptor (nur im Stadium I und II und vor Adrenalin)
- Prednisolon – hemmt Entzündungsmediatoren und wirkt durch Zellstabilisierung Ödemen entgegen.

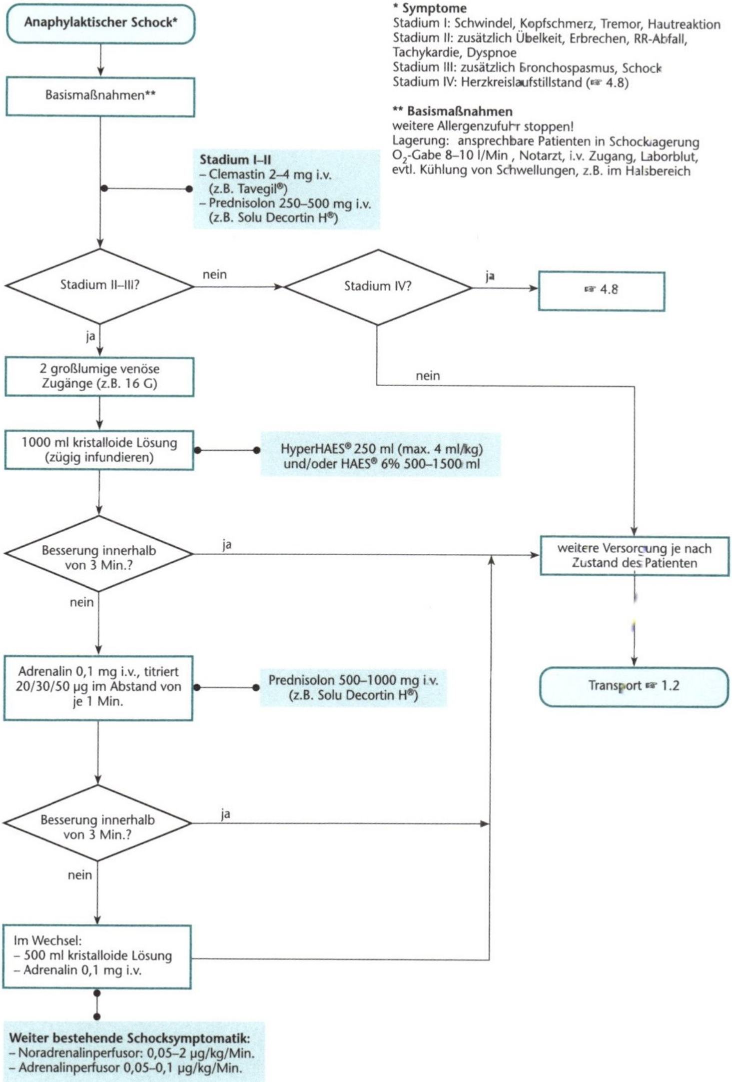

*** Symptome**
Stadium I: Schwindel, Kopfschmerz, Tremor, Hautreaktion
Stadium II: zusätzlich Übelkeit, Erbrechen, RR-Abfall, Tachykardie, Dyspnoe
Stadium III: zusätzlich Bronchospasmus, Schock
Stadium IV: Herzkreislaufstillstand (☞ 4.8)

**** Basismaßnahmen**
weitere Allergenzufuhr stoppen!
Lagerung: ansprechbare Patienten in Schocklagerung
O_2-Gabe 8–10 l/Min , Notarzt, i.v. Zugang, Laborblut, evtl. Kühlung von Schwellungen, z.B. im Halsbereich

4.4 Hypertensiver Notfall

! **Wichtige ergänzende Informationen im Algorithmen-Buch ☞ 4.4**
Kritischer Blutdruckanstieg > 220/120 mmHg mit klinischen Störungen einzelner oder mehrerer Organsysteme ohne vorangehende körperliche Anstrengung. Cave: für die Gefährdung darf niemals der alleinige Blutdruckwert stehen, einige Patienten weisen bereits bei syst. RR-Werten > 190 mmHg deutliche Organstörungen auf. Entscheidend ist auch die Zeit des Blutdruckanstiegs – je schneller der Anstieg, desto stärker das Ausmaß der Organschädigung!

Schwerpunkt der Versorgungsstrategie

! **Vermeidung von Organmanifestationen**
Die akute Hochdruckkrise kann zu Störungen in verschiedenen Organen führen.

- ZNS-Manifestionen
  - Hypertensive Enzephalopathien
  - Apoplektischer hämorrhagischer Insult (☞ 5.1)
- Kardiale Manifestationen
  - Lungenödem (☞ 4.5)
  - Akutes Koronarsyndrom (☞ 4.6)
- Aortendissektion.

Anmerkung zu wichtigen Maßnahmen

- Oberkörperhochlagerung
  - 30° ohne Anzeichen eines Lungenödems erleichtert gerade bei adipösen Patienten die Atmung und damit Oxygenierung
  - 90° mit Anzeichen eines Lungenödems zur Vorlastsenkung
- Sauerstoffgabe – erhöhter O_2-Bedarf durch unterschiedliche Organmanifestationen
- Kontinuierliches Monitoring (syst. RR, SaO_2, EKG) – Vermeidung von Hypertonien bzw. nach Einsetzen der Therapie von Hypotonien
- Anlegen eines venösen Zugangs – Vorraussetzung für gezielte medikamentöse Therapie
- Nitropräparat – wegen der Hirndruck steigernden Wirkung nur bei Anzeichen auf Lungenödem oder ACS
- 12-Kanal-EKG-Ableitung – da ACS Folge oder Ursache eines hypertensiven Notfalls sein kann
- Urapidil – titrierte Blutdrucksenkung (Gefäßweitstellung durch Wirkung auf periphere α_1-Rezeptoren)

! Vorsichtige Blutdrucksenkung, sonst droht zerebrale Unterversorgung durch Störung der zerebralen Autoregulation.

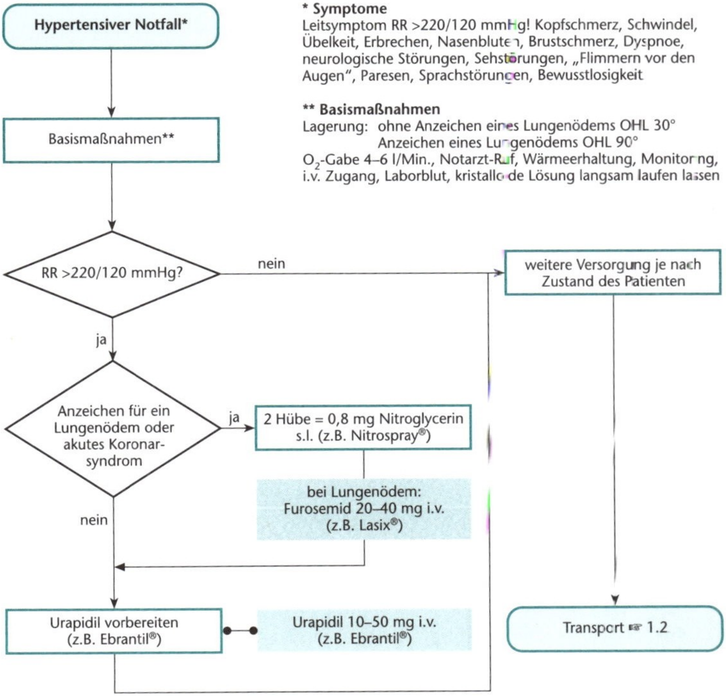

*** Symptome**
Leitsymptom RR >220/120 mmHg! Kopfschmerz, Schwindel, Übelkeit, Erbrechen, Nasenbluten, Brustschmerz, Dyspnoe, neurologische Störungen, Sehstörungen, „Flimmern vor den Augen", Paresen, Sprachstörungen, Bewusstlosigkeit

**** Basismaßnahmen**
Lagerung: ohne Anzeichen eines Lungenödems OHL 30°
Anzeichen eines Lungenödems OHL 90°
O_2-Gabe 4–6 l/Min., Notarzt-Ruf, Wärmeerhaltung, Monitoring, i.v. Zugang, Laborblut, kristalloide Lösung langsam laufen lassen

4.5 Kardiales Lungenödem

! Wichtige ergänzende Informationen im Algorithmen-Buch ☞ 4.5

Akutes Krankheitsbild mit lebensbedrohlicher Atemstörung durch vermehrte extravaskuläre Flüssigkeitsansammlung in der Lunge. Unterschieden werden das interstitielle Lungenödem mit vermehrter Flüssigkeitsansammlung im Interstitium und das alveoläre Lungenödem, mit Ödemflüssigkeit in den Alveolen.

Schwerpunkte der Versorgungsstrategie

! Vorlastsenkung (☞ 4.6)

Die Vasodilatation gerade im Lungenkreislauf senkt den Lungenkapillardruck und entlastet somit das Herz. Entlastung soll dem Herzen die Möglichkeit geben, seine Leistung zu erbringen.

! Steigerung der Herzkraft

Reicht die Entlastung des Herzens nicht aus, die benötigte Leistung zu erbringen, muss die Herzkraft direkt (medikamentös) gesteigert werden.

Anmerkung zu wichtigen Maßnahmen

- Oberkörperhochlagerung – Herz wird entlastet (Vorlastsenkung) und Wirkung der Schwerkraft auf Flüssigkeit in der Lunge. Obere Alveolen nehmen weiter am Gasaustausch teil
- Sauerstoffgabe – Hypoxie verstärkt direkt (Hypoxie bedingte Vasokonstriktion) und indirekt (stressbedingte Steigerung der Katecholaminausschüttung) die Ödembildung
- Kontinuierliches Monitoring (syst. RR, SaO_2, EKG) – es droht die Atemwegserschöpfung und damit der Kreislaufstillstand
- Anlegen eines venösen Zugangs – Voraussetzung für gezielte medikamentöse Therapie
- Nitropräparat – Vorlastsenkung durch Gefäßweitstellung zur Reduzierung des Lungenkapillardrucks
- 12-Kanal-EKG-Ableitung – das akute Koronarsyndrom kann Auslöser des Notfallbildes sein
- Furosemid – erweitert akut die venösen Gefäße (Vorlastsenkung) und bewirkt eine Diurese
- Beatmung mit PEEP – positiver endexpiratorischer Druck hält die Alveolen offen und verhindert das weitere Eindringen von Flüssigkeit in die Lunge, was den intrapulmonalen Shunt reduziert und die Oxygenierung verbessert.

Kardiales Lungenödem*

↓

Basismaßnahmen**

↓

RRsyst. <100 mmHg?
- ja → Furosemid 40 mg vorbereiten
- nein ↓

2 Hübe = 0,8 mg Nitroglycerin s.l. (z.B. Nitrospray®)

↓

deutliche Linderung innerhalb 5 Min.?
- ja → Furosemid 40 mg vorbereiten
- nein ↓

RRsyst. <100 mmHg?
- ja → Furosemid 40 mg vorbereiten
- nein ↓

2 Hübe = 0,8 mg Nitroglycerin s.l. (z.B. Nitrospray®)

↓

Furosemid 40 mg vorbereiten (z.B. Lasix®) — Furosemid 40–80 mg i.v. (z.B. Lasix®)

↓

weitere Versorgung je nach Zustand des Patienten — Sedierung:
- Morphin 5–10 mg i.v.
  - Nitroglycerinperfusor: 1–5 mg/h i.v. (z.B. Isoket®), wenn RR > 100 mmHg syst.
  - **fehlende Besserung** durch bisherige Maßnahmen: Dobutamin 3–10 µg/kg/Min. (z.B. Dobutrex®)
  - ↓ Intubation und Beatmung:
    - Etomidat 0,15–0,3 mg/kg i.v. (z.B. Etomidat-Lipuro®)
    - evtl. Suxamethonium 1 mg/kg i.v. (z.B. Lysthenon®) Beatmung mit PEEP 5–10 cmH_2O

↓

Transport ☞ 1.2

* Symptome
Dyspnoe bis Orthopnoe, Tachypnoe, blass evtl. Zyanose, Rasselgeräusche auskultierbar, evtl. gestaute Halsvenen, Tachykardie, evtl. Hypotonie oder Schocksymptome, evtl. blutig schaumiger Auswurf, verminderte SaO_2-Werte

** Basismaßnahmen
Lagerung in OHL 90° mit herunter hängenden Armen und Beinen, absolute Immobilisation und Beruhigung! Evtl. Schaum absaugen, O_2-Gabe 8–10 l/Min., Notarzt-Ruf, Monitoring, i.v. Zugang, kristalloide Infusionslösung langsam laufen lassen, 12-Kanal-EKG bei akutem Koronarsyndrom

4.6 Akutes Koronarsyndrom

! **Wichtige ergänzende Informationen im Algorithmen-Buch ☞ 4.6**

Sammelbegriff für akut lebensbedrohliche Phasen der koronaren Herzkrankheit, u.a. instabile Angina pectoris (IAP), Non-St-Strecken-Elevations-Myokardinfarkt (NSTEMI), ST-Strecken-Elevations-Myokardinfarkt (STEMI), plötzlicher Herztod.

Schwerpunkte der Versorgungsstrategie

! **Vorlastsenkung**

Abnahme der Herzbelastung, d.h. verminderte Dehnung bzw. Länge der Herzmuskelfasern des linken Ventrikels zu Beginn der Ventrikelkontraktion.

Folge: verminderter diastolischer Füllungsdruck, dadurch Abnahme von Herzarbeit und O_2-Verbrauch. Verminderte ventrikuläre Füllungsdrücke entlasten Innenschichten des Herzmuskels → verbesserte Kapillardurchblutung. Vorlastsenkung senkt somit den Sauerstoffverbrauch und erhöht gleichzeitig das Sauerstoffangebot an den Herzmuskelzellen.

! **Reduktion der Ischämieausdehnung**

Begrenzung der Ischämieausdehnung erhält die Pumpleistung und ermöglicht Wiederherstellung des gefährdeten Bereichs.

Anmerkung zu wichtigen Maßnahmen

- Oberkörperhochlagerung – Vorlastsenkung
- Sauerstoffgabe – reduziert die ischämische Herzmuskelschädigung
- Kontinuierliches Monitoring (syst. RR, SaO_2, EKG) – da schwerwiegende Herzrhythmusstörungen drohen
- Anlegen eines venösen Zugangs – Voraussetzung für gezielte medikamentöse Therapie
- Gabe eines Nitropräparates wenn RRsyst. $\geq$ 100 mmHg – Vorlastsenkung durch Gefäßweitstellung wodurch die Rest- und Kollateraldurchblutung zunimmt
- 12-Kanal-EKG-Ableitung – verkürzt die Diagnostikzeit, wodurch der Patient schneller der Reperfusionstherapie mittels Lyse oder PCI zugeführt wird (AHA Class-I-Maßnahme)
- Analgesie mittels Opiat – Schmerzreduktion, dadurch Verminderung der zirkulierenden Katecholamine, die Arrhythmien begünstigen
- Gabe von Acetylsalicylsäure – vermindert die Infarktausdehnung
- Prähospitalzeit $<$ 1 h – Zeit ist Herzmuskel.

Akutes Koronarsyndrom*

↓

Basismaßnahmen**

↓

RRsyst. <100 mmHg? — ja → 12-Kanal-EKG schreiben

nein ↓

2 Hübe = 0,8 mg Nitroglycerin s.l. (z.B. Nitrospray®)

↓

12-Kanal-EKG schreiben

↓

deutliche Linderung innerhalb 5 Min. — ja → weitere Versorgung je nach Zustand des Patienten

nein ↓

RRsyst. <100 mmHg? — ja → weitere Versorgung je nach Zustand des Patienten

nein ↓

2 Hübe = 0,8 mg Nitroglycerin s.l. (z.B. Nitrospray®) — **Analgesie:** Morphin 5–10 mg i.v. **Antiemetikum:** Metoclopramid 10 mg i.v. (z.B. MCP®)

↓

weitere Versorgung je nach Zustand des Patienten — Acetylsalicylsäure 150–500 mg i.v. (z.B. Aspisol®) Heparin 5000 IE i.v. (z.B. Liquemin®)

- Metoprolol 5–10 mg i.v. (z.B. Beloc®) bei stabilen Kreislaufverhältnissen
- Nitroglycerinperfusor 1–5 mg/h i.v. (z.B. Isoket®), wenn RRsyst. >100 mmHg

↓

Thrombolysetherapie:
bei gesichertem Infarkt (EKG) + längeren Transportzeiten (>20 Min.) + Schmerzbeginn <3 h (z.B. mit Tenecteplase [Metalyse®]), wenn 90 Min. nach Eintreffen des Notarztes keine akute PTCA durchgeführt werden kann und keine Kontraindikationen bestehen

↓

Transport ☞ 1.2

*** Symptome**
retrosternaler Schmerz (ausstrahlend), Angst, Engegefühl, Dyspnoe, Übelkeit, Kaltschweißigkeit, Blässe evtl. Zyanose, EKG-Veränderungen, Rhythmusstörungen, evtl. Anzeichen eines Lungenödems, evtl. gestaute Halsvenen, Anamnese KHK?

**** Basismaßnahmen**
Lagerung: ansprechbare Patienten in OHL 30°
absolute Immobilisation und Beruhigung!
O_2-Gabe 4–6 l/Min., Notarzt-Ruf, Monitoring, i.v. Zugang, Laborblut, kristalloide Infusionslösung, langsam laufen lassen

4.7 Asthma bronchiale

! **Wichtige ergänzende Informationen im Algorithmen-Buch ☞ 4.7**

Chronisch immunologische Entzündungsreaktion mit abnormer Reaktionsbereitschaft des Bronchialsystems (bronchialer Hyperreaktivität), bei der die anfallsartig auftretende Atemwegsobstruktion durch eine Trias aus Bronchospasmus, Bronchialwandödem und Hypersekretion (vermehrte Produktion zähen Schleims) zur Atemnot führt.

Schwerpunkte der Versorgungsstrategie

! **Aufheben der Trias aus Bronchokonstriktion, Hypersekretion und dem Bronchialwandödem und Durchbrechung der Entzündungsreaktion**

Auftretende Veränderungen bewirken eine Verengung innerhalb des Bronchialsystems. Die resultierende Minderbelüftung (Hypoventilation) der Alveolen, kombiniert mit der massiven Verteilungsstörung (bestimmte Lungenareale werden aufgrund der Verengung nicht mehr belüftet), verursachen die Hypoxie.

! **Entzündungsreaktion**

Die Entzündungsreaktion unterhält aktiv die bestehende oben dargestellte Trias, weshalb eine aktive Unterbrechung mittels Glukokortikoid i.v. erfolgen muss.

Anmerkungen zu wichtigen Maßnahmen

- Oberkörperhochlagerung – erleichtert die Atmung und damit die Oxygenation. Sinnvoll sind zwei Arten der Lagerung:
  - Arme auf die Oberschenkel gestützt, Gewicht des Schultergürtels wird von den Rippen genommen (Kutschersitz) oder
  - Mit nach hinten gestützten Armen, zur Aktivierung der Atemhilfsmuskulatur
- Sauerstoffgabe – zur Verbesserung der Oxygenierung
- Kontinuierliches Monitoring (syst. RR, Puls, SaO_2, EKG) – es drohen Atemwegserschöpfung oder Dekompensation
- Anlegen eines venösen Zugangs – Voraussetzung für gezielte medikamentöse Therapie
- β_2-Sympathomimetika – bewirken Bronchodilatation, fördern die Zilienfunktion des Flimmerepithels und hemmen die Histaminausschüttung, was ein Abklingen bzw. Abschwächen der Symptomatik bewirkt
- Prednisolon – entzündungshemmende Wirkung durchbricht den Kreislauf der sich selbst unterhaltenden Entzündungsreaktionen.

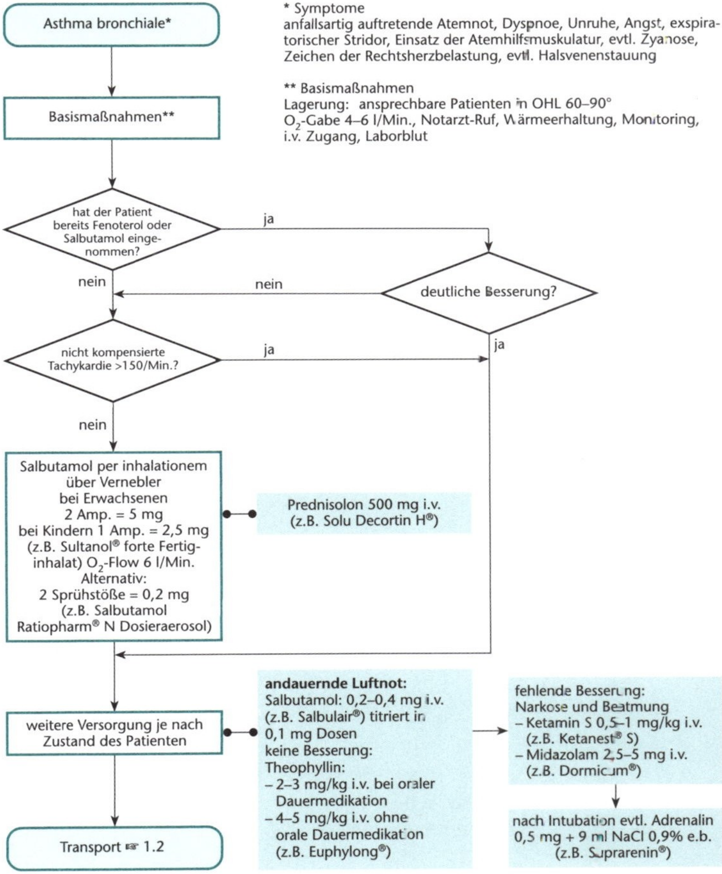

* Symptome
anfallsartig auftretende Atemnot, Dyspnoe, Unruhe, Angst, exspiratorischer Stridor, Einsatz der Atemhilfsmuskulatur, evtl. Zyanose, Zeichen der Rechtsherzbelastung, evtl. Halsvenenstauung

** Basismaßnahmen
Lagerung: ansprechbare Patienten in OHL 60–90°
O_2-Gabe 4–6 l/Min., Notarzt-Ruf, Wärmeerhaltung, Monitoring, i.v. Zugang, Laborblut

4.8 Herzkreislaufstillstand beim Erwachsenen

! **Wichtige ergänzende Informationen im Algorithmen-Buch ☞ 4.8**

Ein Herzkreislaufstillstand bedeutet den Ausfall der lebenswichtigen Vitalfunktionen Bewusstsein, Atmung und Kreislauf.

Wichtigste Änderungen durch die ERC-Empfehlungen 2005

! **Thoraxkompressionen**

- Begonnen wird mit der Thoraxkompression
- Verhältnis Kompression zu Ventilation 30 : 2. Kompressionsfrequenz 100/ Min.
- Druckpunkt: Mittelpunkt des Thorax des Betroffenen
- Unbedingt 4 – 5 cm tief eindrücken! Alle 2 Minuten die Position des Thoraxkomprimierenden wechseln.

! **Beatmung**

- Über 1 sek. gleichmäßig Luft einblasen
- Beatmungsgerät Frequenz 10/min und AZV 6 – 7 ml/kg. Der Einsatz des Beatmungsgerätes kann helfen, eine schädliche Hyperventilation zu vermeiden.

! **Defibrillation**

- 150 J danach durchgehend 200 J biphasisch. Die biphasische Defibrillation ist der monophasischen vorzuziehen
- Feines (schwer zu erkennendes) Kammerflimmern ist kaum defibrillierbar. Fortgesetzte CPR erhöht Defibrillationswahrscheinlichkeit. Dieses zu „übersehen" schadet somit nicht. Umgekehrt – ineffektive Defibrillationsversuche erhöhen den Herzschaden durch Stromwirkung und CPR-Pausen (no-flow-time)
- Einzel-Schock-Strategie. Nach Defibrillation sofort wieder Thoraxkompression (keine Kontrolle von EKG, Puls, o.ä). Nach 2 Minuten CPR (30 : 2) erneute Rhythmusanalyse
- Beobachteter Kreislaufstillstand – Defibrillation vor weiteren Maßnahmen, wenn sofort verfügbar.

! **Medikamente**

- Die tracheale Medikamentengabe ist der intravenösen und intraossären Verabreichung eindeutig nachgeordnet. Nur empfohlen, wenn letztere nicht möglich
- VF – Adrenalin nach der zweiten erfolglosen Defibrillation, unmittelbar vor dem 3. Schock
- Asystolie – Adrenalin sobald ein Zugang vorhanden
- Keine Routinegabe von Natriumhydrogenkarbonat.

***Symptome**
bewusstloser Patient mit Atem- und Kreislaufstillstand,
evtl. Zyanose oder fahles Hautkolorit, evtl. weite, lichtstarre Pupillen

****Basismaßnahmen**
Bei nicht selbst beobachtetem Kreislaufstillstand zunächst 2 Minuten kontinuierlich Basismaßnahmen!
Beatmung per Ambubeutel mit Demandventil oder Reservoir, O_2-Flow > 12 l/Min.
Atemzugvolumen 400–600 ml beim nicht intubierten Patienten,
sonst 800–1000 ml, 12 /Min., Herzdruckmassage etwa 4-5 cm tief, 100/Min.
30 : 2 (Druckmassage : Beatmung), Notarzt-Ruf

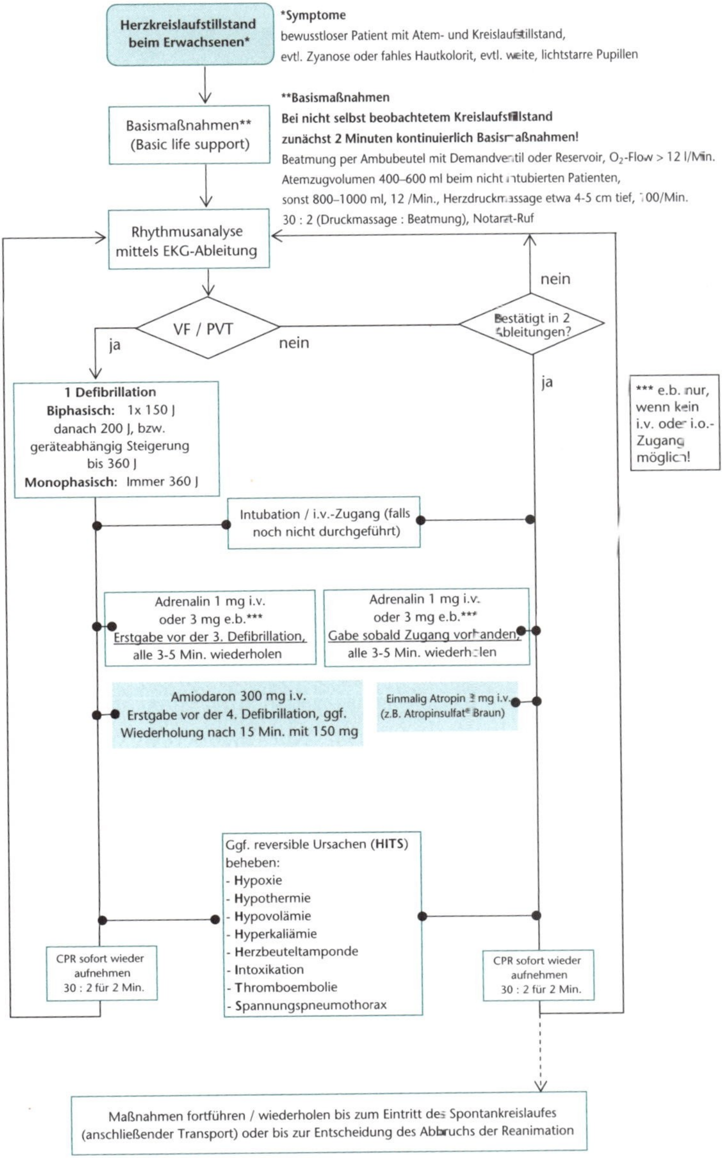

5 Neurologische Notfälle

5.1 Apoplektischer Insult

! **Wichtige ergänzende Informationen im Algorithmen-Buch ☞ 5.1**
Akut einsetzende Unterbrechung und Störung des Blutflusses und der O_2-Versorgung im Gehirn, deren Folge eine zerebrale Ischämie ist.

Schwerpunkt der Versorgungsstrategie

! **Steigerung der zerebralen Oxygenierung und des zerebralen Blutflusses zur Rettung der Penumbra.**

Penumbra = gefährdetes Gebiet um den Infarktkern, indem der zerebrale Blutfluss herabgesetzt ist.
Therapieziel: Stabilisierung des Blutdrucks auf optimal 160-200 mmHg syst.

Anmerkungen zu wichtigen Maßnahmen

- Korrekte Lagerung (RR abhängig)
  - RR syst. > 130 mmHg OHL 30°, verbessert den venösen Rückfluss aus dem intrakraniellen Stromgebiet und senkt somit einen evtl. erhöhten Hirndruck
  - RR syst. < 130 mmHg flach lagern, um durch Erhöhung des Blutangebotes eine ausreichende zerebrale Perfusion zu gewährleisten
- Sauerstoffgabe – durch Abfall der zerebralen Oxygenation bei eingeschränkter Perfusion droht Ausdehnung des Infarktareals
- Kontinuierliches Monitoring (syst. RR, SaO_2, EKG) – Überwachung der Oxygenation und Vermeidung von Hypotonien bzw. hypertensiven Werten
- GCS-Bestimmung – Bestimmung der Vigilanz und Grundlage für das weitere diagnostische und therapeutische Vorgehen (z. B. Intubationsindikation)
- Venöser Zugang – Voraussetzung für eine gezielte Volumentherapie bei Hypotonien bzw. medikamentöse Therapie bei hypertensiven Werten
- Therapie eines Hypotonus (RR < 130 mmHg syst.) – niedriger RR ist gleichzusetzen mit einem niedrigen Perfusionsdruck, was sich negativ auf die Infarktgröße auswirkt
- Therapie eines Hypertonus (RR > 220 mmHg syst.) – zur Vermeidung hypertensiver Organmanifestationen (☞ 4.4)
- Blutzuckermessung – differentialdiagnostisch muss eine Hypoglykämie ausgeschlossen werden
- Prähospitalzeit < 1 h – wegen geringer Ischämietoleranz des Hirngewebes **(Time is Brain).**

Apoplektischer Insult*

↓

Basismaßnahmen**

↓

RR >220/120 mmHg?
- ja → Urapidil vorbereiten (z.B. Ebrantil®)
  - **Urapidil 10–50 mg i.v. (z.B. Ebrantil®) RR senken max. 20% des Ausgangsdrucks und nicht <180 mmHg** → Temperatur >38 °C?
- nein → RR <130 mmHg systolisch?
  - ja → 500–1000 ml kristalloide Lösung zügig infundieren → Temperatur >38 °C?
    - **kolloidale Lösung:** HAES® 6% 500 ml i.v.
      - **RRsyst <110 mmHg** Noradrenalin 0,05–0,2 µg/kg/Min. (z.B. Arterenol®)
  - nein → Temperatur >38 °C?

Temperatur >38 °C?
- ja → Wadenwickel/Paracetamol 1 g als Supp. (z.B. ben-u-ron®) → weitere Versorgung
- nein → weitere Versorgung

weitere Versorgung nach Zustand des Patienten. **Ziel muss eine Versorgungszeit <20 Min. und eine Prähospitalzeit <1 h sein!**
- **Bewusstlosigkeit**
  Intubation und Beatmung:
  - Etomidat 0,15–0,3 mg/kg i.v. (z.B. Etomidat-Lipuro®)
  - Midazolam 3–5 mg i.v. (z.B. Dormicum®)
  - Fentanyl 0,1–0,2 mg i.v.
  - Suxamethonium 1 mg/kg (z.B. Lysthenon® 2%)

  AMV = 100–120 ml/kg

↓

Transport ☞ 1.2

*** Symptome**
Bewusstseinstörungen bzw. Bewusstlosigkeit, neurologische Störungen - z. B. Aphasie, Paresen, Cheyne-Stokes-Atmung, Einnässen, Einkoten

**** Basismaßnahmen**
Lagerung: ansprechbare Patienten OHL etwa 30°, wenn RRsyst. >130 mmHg, sonst flach
O_2-Gabe 4–8 l/Min., NA-Ruf, Wärmeerhaltung, Monitoring, BZ-Messung, Temperaturmessung, i.v. Zugang, Laborblut

5.2 Krampfanfall

! Wichtige ergänzende Informationen im Algorithmen-Buch ☞ 5.2

Ausdruck plötzlicher, reversibler, exzessiver Entladung größerer Neuronenverbände des Gehirns, die sich meist in Form von Krämpfen oder Myoklonien an beiden Körperseiten darstellen. Nicht gleichbedeutend mit Epilepsie, die erst bei wiederholtem Auftreten unprovozierter Anfälle vorliegt.

Schwerpunkte der Versorgungsstrategie

! Beendigung eines aktuellen Krampfereignisses

Zerebraler O_2-Verbrauch und Hirndurchblutung nehmen während des Krampfanfalls um > 50 % zu. Resultat bei länger andauernden Anfällen → Laktazidose. Die entstehenden sauren Metaboliten können Permeabilitätsstörungen, Einzelzellnekrosen oder auch ein zytotoxisches Hirnödem auslösen.

! Vermeidung von Rezidiven

Besonders gefährdend sind einsetzende neuer Reize wie z. B. Lichtblitze, laute Geräusche usw. in der präkonvulsiven Phase.

Anmerkungen zu wichtigen Maßnahmen

! Bei anhaltendem Krampfereignis

- Patienten nicht festhalten – Gefährdung für Patienten und Helfer!
- Sauerstoffgabe – verhindert bzw. mindert neuronale Schäden
- Venöser Zugang (wenn möglich) – Voraussetzung für eine gezielte antikonvulsive Therapie
- Antikonvulsivum – Beendigung des Krampfereignisses und damit des hohen Sauerstoffbedarfs
- Intubation und Beatmung – verbessert nicht die Situation, ermöglicht jedoch die Gabe stärker wirkender Antikonvulsiva wie z. B. Barbiturate.

! Bei beendetem Krampfereignis

- Beruhigung – zur Vermeidung weiterer Anfälle
- Kontinuierliches Monitoring (syst. RR, SaO_2, EKG) – um Rhythmusstörungen, Hypo- bzw. Hypertonien oder Hypoxien als Auslöser für den Krampfanfall auszuschließen
- Venösen Zugang legen – bei anamnestischer Neigung zu Anfallserien oder Status epilepticus
- Blutzuckermessung – Hypoglykämie muss als Auslöser oder Folge eines Krampfanfalls ausgeschlossen werden.

*** Symptome**
Muskulatur: Tonusverlust oder Steigerung, ggf. klonische Krämpfe
vermehrter Speichelfluss („Schaum vor dem Mund"), Einnässen, Einkoten
Augen: starrer Blick, Blickdeviation
Atmung: unregelmäßig, sehr flach, evtl. Apnoe mit Zyanose
postiktual: flüchtige Lähmungen, desorientiert, somnolent

**** Basismaßnahmen**
Lagerung: ansprechbare Patienten OHL 30°
Basismonitoring, BZ-Kontrolle, Notarzt-Ruf,
O_2-Gabe 4–6 l/Min. über Maske oder Brille vorlegen!

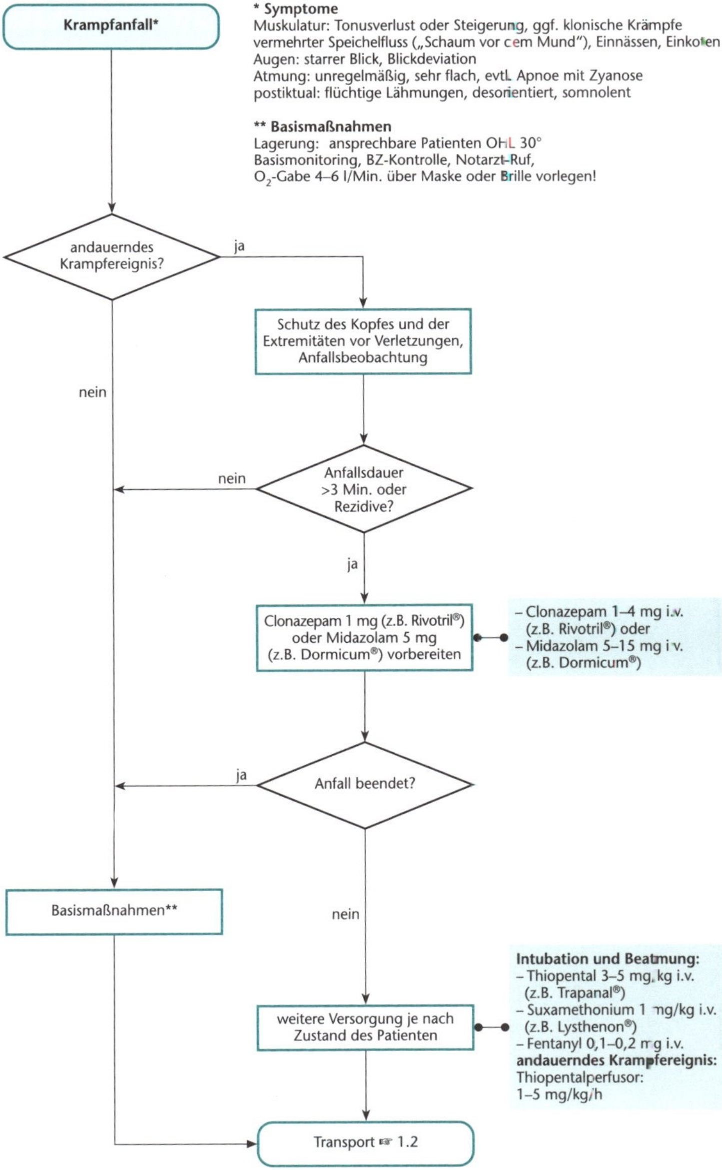

6 Traumatologische Notfälle

6.1 Schock

! Wichtige ergänzende Informationen im Algorithmen-Buch ☞ 6.2

Akute Störung des Gleichgewichts zwischen Sauerstoffangebot und Sauerstoffbedarf auf zellulärer Ebene, die nicht oder nur kurzfristig kompensiert wurde. Folge ist ein lebensbedrohliches Kreislaufversagen mit Verminderung der Organdurchblutung und nachfolgender hypoxisch metabolischer Schädigung der Zellfunktion.

Schwerpunkte der Versorgungsstrategie

! Versorgungsstrategie

Versorgung nach dem Play-and-go-Prinzip, d.h. ohne unnötige Hektik, die nur eine weitere Stresssituation mit Erhöhung des Sauerstoffverbrauchs bedeutet, jedoch vom klaren Ziel eines schnellen Transports geleitet.

! Volumenstrategie

Eine aggressive Volumentherapie bei **präklinisch nicht stillbaren Blutungen** ist kontraindiziert → kostet Zeit, die Blutgerinnung durch Verdünnung verschlechtert und durch einen temporären Blutdruckanstieg wird die Blutung noch verstärkt.

Anmerkungen zu wichtigen Maßnahmen

- Korrekte Lagerung
  - Beine hoch zur Erhöhung des Blutangebotes und damit des Perfusionsdrucks
  - Ausnahme ist der kardiogene Schock. Hier erfolgt die Oberkörperhochlagerung, um keine weitere Überlastung des Herzens auszulösen
- Sauerstoffgabe – Vermeidung von Hypoxämien und Optimierung der Oxygenation
- Wärmeerhaltung – Kältezittern usw. bewirkt erhöhten Stoffwechsel und erhöhten Sauerstoffverbrauch → schockverstärkend
- Kontinuierliches Monitoring (syst. RR, SaO_2, EKG) – Gefahr von Hypotonien und Hypoxien
- Venöser Zugang – Voraussetzung für eine gezielte Volumentherapie oder medikamentöse Therapie
- Volumengabe – frühzeitig beginnen. Blutdruckwerte zwischen 80 und 90 mmHg syst. bei präklinisch nicht stillbaren Blutungen, sonst 100-120 mmHg

! Auslösendes Ereignis? Einem Schockgeschehen geht immer eine Ursache wie z.B. ein Trauma voraus, dem ggf. mit speziellen Maßnahmen z.B. Entlastungspunktion eines Spannungspneumothorax entgegen zu wirken ist (☞ 6.1–6.5).

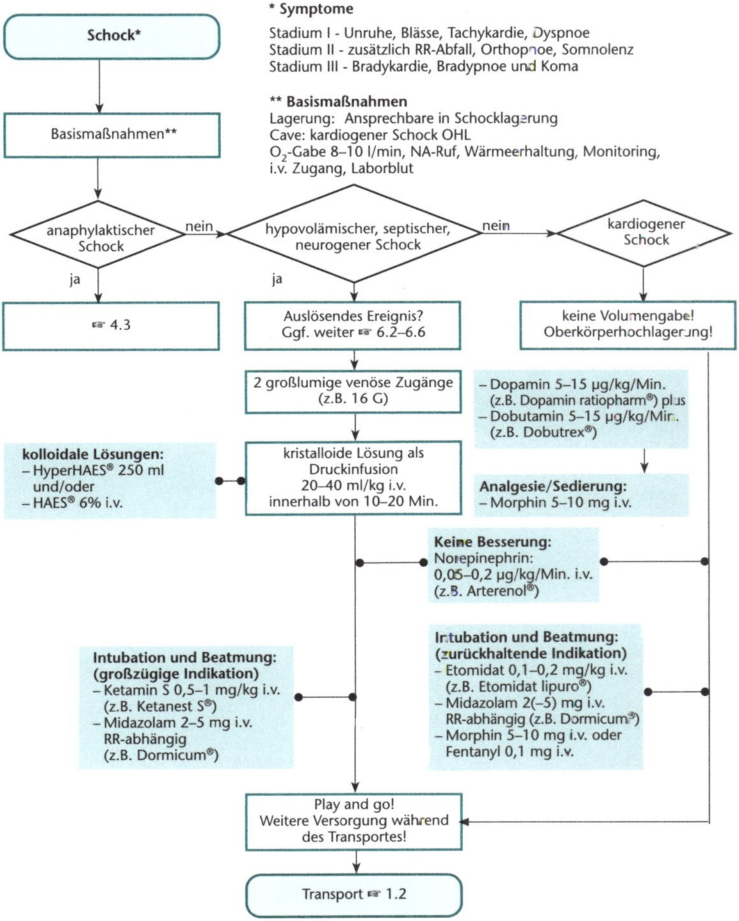

*** Symptome**

Stadium I - Unruhe, Blässe, Tachykardie, Dyspnoe
Stadium II - zusätzlich RR-Abfall, Orthopnoe, Somnolenz
Stadium III - Bradykardie, Bradypnoe und Koma

**** Basismaßnahmen**

Lagerung: Ansprechbare in Schocklagerung
Cave: kardiogener Schock OHL
O_2-Gabe 8–10 l/min, NA-Ruf, Wärmeerhaltung, Monitoring, i.v. Zugang, Laborblut

6.2 Schädelhirntrauma (SHT)

! **Wichtige ergänzende Informationen im Algorithmen-Buch ☞ 6.3**

Gewalteinwirkung auf den Schädelknochen mit Störung oder Schädigung des Gehirns, die mit Weichteilverletzungen und/oder Frakturen im Bereich des Schädelknochens einhergeht. Unterschieden werden das gedeckte (geschlossene) SHT und das offene SHT mit Verletzung der Dura mater und Verbindung zwischen Liquorraum und Umwelt.

Schwerpunkte der Versorgungsstrategie

! **Verminderung von Sekundärschäden**

Sekundärschäden sind präklinisch beeinflussbar. Wichtigste Ursachen → intrakranielle Blutungen und Hirnödem. Die Therapie ist zeitkritisch.

! Therapieziel: Ausreichende Hirndurchblutung und Sauerstoffversorgung des Gehirns – Hypoxie und Hypotonie in jedem Fall vermeiden.

Anmerkungen zu wichtigen Maßnahmen

- Korrekte Lagerung (RR abhängig)
  - Offenes SHT: Flachlagerung wegen Gefahr einer Luftembolie durch eröffnete Gefäße
  - OHL 30° und Kopf in Mittelstellung bei RR > 130 mmHg. Verbesserung des venösen Rückflusses aus dem intrakraniellen Stromgebiet zur Entlastung eines evtl. Hirndrucks. Bei RRsyst. < 130 mmHg erfolgt Flachlagerung, um ausreichende zerebrale Perfusion zu gewährleisten
- Stifnek® anlegen – HWS-Verletzungen sind häufigste Kombinationsverletzungen beim SHT
- Sauerstoffgabe – arterielle Hypotonien und Hypoxämien sind Hauptursache des sekundären Hirnschadens
- GCS-Bestimmung – Grundlage für das weitere diagnostische und therapeutische Vorgehen
- Blutzuckermessung – bei Bewusstseinstrübung muss differenzialdiagnostisch eine Hypoglykämie ausgeschlossen werden
- Venöser Zugang – Voraussetzung für gezielte Volumentherapie
- Volumengabe – Gehirn benötigt für einen adäquaten Perfusionsdruck und Aufrechterhaltung der Autoregulation einen RR syst. von > 130 mmHg
- Intubation/Beatmung (Cave: GCS < 9 = schweres SHT) – Vermeidung von Hypoxien
- Prähospitalzeit < 1 h – wegen geringer Ischämietoleranz des Hirngewebes.

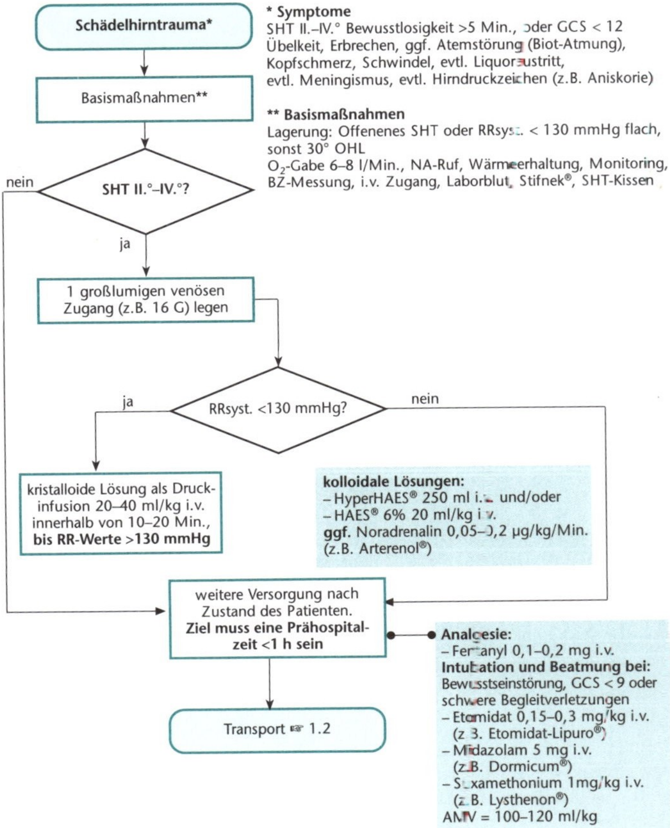
Schädelhirntrauma*
Basismaßnahmen**
SHT II.°–IV.°?
nein
ja
1 großlumigen venösen Zugang (z.B. 16 G) legen
RRsyst. <130 mmHg?
ja
nein
kristalloide Lösung als Druckinfusion 20–40 ml/kg i.v. innerhalb von 10–20 Min., **bis RR-Werte >130 mmHg**
kolloidale Lösungen:
– HyperHAES® 250 ml i.v. und/oder
– HAES® 6% 20 ml/kg i.v.
ggf. Noradrenalin 0,05–0,2 μg/kg/Min. (z.B. Arterenol®)
weitere Versorgung nach Zustand des Patienten. **Ziel muss eine Prähospitalzeit <1 h sein**
Analgesie:
– Fentanyl 0,1–0,2 mg i.v.
Intubation und Beatmung bei:
Bewusstseinstörung, GCS < 9 oder schwere Begleitverletzungen
– Etomidat 0,15–0,3 mg/kg i.v. (z.B. Etomidat-Lipuro®)
– Midazolam 5 mg i.v. (z.B. Dormicum®)
– Suxamethonium 1mg/kg i.v. (z.B. Lysthenon®)
AMV = 100–120 ml/kg
Transport ☞ 1.2
*** Symptome**
SHT II.–IV.° Bewusstlosigkeit >5 Min., oder GCS < 12
Übelkeit, Erbrechen, ggf. Atemstörung (Biot-Atmung),
Kopfschmerz, Schwindel, evtl. Liquoraustritt,
evtl. Meningismus, evtl. Hirndruckzeichen (z.B. Aniskorie)
**** Basismaßnahmen**
Lagerung: Offenenes SHT oder RRsyst. < 130 mmHg flach,
sonst 30° OHL
O2-Gabe 6–8 l/Min., NA-Ruf, Wärmeerhaltung, Monitoring,
BZ-Messung, i.v. Zugang, Laborblut, Stifnek®, SHT-Kissen

6.3 Thoraxtrauma

! **Wichtige ergänzende Informationen im Algorithmen-Buch ☞ 6.4**
Stumpfe (ca. 90 %) oder offene (ca. 10 %) Verletzung des Brustkorbs und der thorakalen Binnenstruktur.

Schwerpunkte der Versorgungsstrategie

! **Vermeidung einer Hypoxie**
Schwierigkeit liegt in der präklinisch richtigen Einstufung bezüglich der Schwere der Verletzung. Gesamtsituation des Patienten kann über längere Zeit kompensiert erscheinen, bis sich plötzlich ausgeprägte Ventilations- und Oxygenierungsprobleme demaskieren.

! **Vermeidung einer Hypovolämie**
Kombination aus direkter Hypovolämie z. B. Hämatothorax und direkte Hypoxie durch das Thoraxtrauma führen über die Hypoxämie zur erhöhten Sterblichkeit.

Anmerkungen zu wichtigen Maßnahmen

- Entlastungspunktion bei Spannungspneumothorax – Kompression der gesunden Lungenhälfte und des Herzens wird aufgehoben
- Lagerung
  - OHL 50–60°, erleichtert die Atmung und damit die Oxygenation
  - Bewusstlose Patienten in stabile Seitenlagerung mit Lagerung auf die verletzte Seite, damit die gesunde Seite nicht zusätzlich durch das Körpergewicht komprimiert wird
- Sauerstoffgabe – Vermeidung weiterer Hypoxien und Schmerzreduktion
- Wärmeerhaltung – Kältezittern usw. bewirkt erhöhten Stoffwechsel und erhöhten Sauerstoffverbrauch → schockverstärkend
- Kontinuierliches Monitoring (syst. RR, SaO_2, EKG) – da Hypotonien und Hypoxien drohen
- Venöser Zugang – Voraussetzung für gezielte Volumentherapie
- Volumengabe – frühzeitig beginnen. Blutdruckwerte zwischen 80 und 110 mmHg syst. sind anzustreben, Werte > 120 zu vermeiden, um sistierende Blutungen nicht neu zu beleben
- Thoraxdrainage – Entlastungspunktion ermöglicht keinen Ablauf von Flüssigkeiten. *Cave:* nicht unterhalb der Mamillenebene punktieren, um nicht Gefahr zu laufen z. B. die Leber zu punktieren.

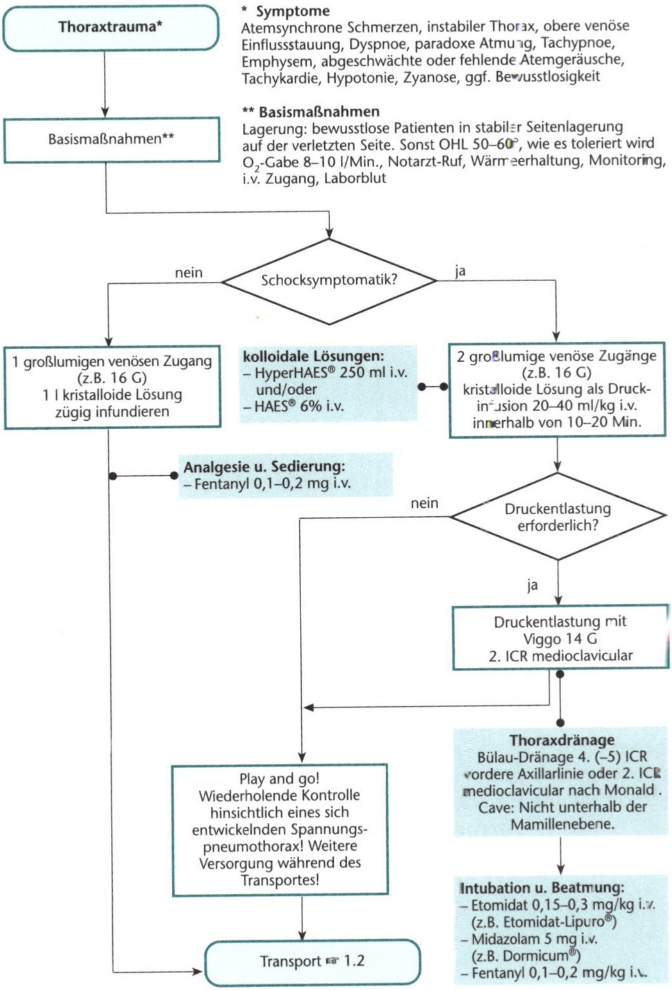
Thoraxtrauma*
* Symptome
Atemsynchrone Schmerzen, instabiler Thorax, obere venöse Einflussstauung, Dyspnoe, paradoxe Atmung, Tachypnoe, Emphysem, abgeschwächte oder fehlende Atemgeräusche, Tachykardie, Hypotonie, Zyanose, ggf. Bewusstlosigkeit
Basismaßnahmen**
** Basismaßnahmen
Lagerung: bewusstlose Patienten in stabiler Seitenlagerung auf der verletzten Seite. Sonst OHL 50–60°, wie es toleriert wird O2-Gabe 8–10 l/Min., Notarzt-Ruf, Wärmeerhaltung, Monitoring, i.v. Zugang, Laborblut
Schocksymptomatik?
nein
ja
1 großlumigen venösen Zugang (z.B. 16 G) 1 l kristalloide Lösung zügig infundieren
kolloidale Lösungen:
– HyperHAES® 250 ml i.v. und/oder
– HAES® 6% i.v.
2 großlumige venöse Zugänge (z.B. 16 G) kristalloide Lösung als Druckinfusion 20–40 ml/kg i.v. innerhalb von 10–20 Min.
Analgesie u. Sedierung:
– Fentanyl 0,1–0,2 mg i.v.
Druckentlastung erforderlich?
nein
ja
Druckentlastung mit Viggo 14 G 2. ICR medioclavicular
Thoraxdränage
Bülau-Dränage 4. (–5) ICR vordere Axillarlinie oder 2. ICR medioclavicular nach Monald . Cave: Nicht unterhalb der Mamillenebene.
Play and go! Wiederholende Kontrolle hinsichtlich eines sich entwickelnden Spannungspneumothorax! Weitere Versorgung während des Transportes!
Intubation u. Beatmung:
– Etomidat 0,15–0,3 mg/kg i.v. (z.B. Etomidat-Lipuro®)
– Midazolam 5 mg i.v. (z.B. Dormicum®)
– Fentanyl 0,1–0,2 mg/kg i.v.
Transport ☞ 1.2

6.4 Abdominaltrauma

! **Wichtige ergänzende Informationen im Algorithmen-Buch ☞ 6.5**

Gewalteinwirkung auf das Abdomen mit Verletzung eines oder mehrerer darin liegender Organe, entweder stumpf (ohne äußere Verletzung, z. B. im Rahmen eines Verkehrsunfalls) oder perforierend (mit äußerer Wunde, z. B. bei Stichverletzung).

Schwerpunkte der Versorgungsstrategie

! **Versorgung nach dem „Play-and-go-Prinzip"(☞ 6.1)**

Die vitale Bedrohung ist die präklinisch nicht stillbare Blutung mit hämorrhagischem Schock.

! **Vermeidung weiterer Blutverluste im Rahmen einer Beckenringfraktur**

Auftretende Blutungen im Rahmen der Fraktur sind i.d.R. venöser Art. Daher präklinische Kompression zur Wiederherstellung der Stabilität im kleinen Becken, damit eine Selbsttamponade durch Koagulation ermöglicht wird z. B. mit KED®-System oder Samsling®.

Anmerkungen zu wichtigen Maßnahmen

- Flachlagerung – Erhöhung des zirkulierenden Volumens. Knierolle führt zur Entspannung der Bauchdecke und damit zur Schmerzreduktion. Bei Beckenringfrakturen erfolgt der Beckenschluss. „Was nicht raus läuft, muss nicht infundiert werden!"
- Sauerstoffgabe – Vermeidung von Hypoxämien und Optimierung der Oxygenation
- Wärmeerhaltung – Kältezittern usw. bewirkt erhöhten Stoffwechsel und erhöhten Sauerstoffverbrauch → schockverstärkend
- Kontinuierliches Monitoring (syst. RR, SaO_2, EKG) – Gefahr von Hypotonien und Hypoxien
- Venöser Zugang – Voraussetzung für eine gezielte Volumentherapie
- Volumengabe – frühzeitig beginnen. Blutdruckwerte zwischen 80 und 90 mmHg syst. sind anzustreben, Werte > 120 zu vermeiden, um sistierende Blutungen nicht neu zu beleben
- Versorgungszeit < 15 Min. – Beherrschung einer derartigen Blutung kann nur operativ in der Klinik gelingen.

Abdominaltrauma (stumpf oder perforierend)*

↓

Basismaßnahmen**

↓

2 großlumige venöse Zugänge (z.B. 16 G)

↓

kristalloide Lösung als Druckinfusion 20–40 ml/kg i.v. innerhalb von 10–20 Min.

→ **kolloidale Lösungen:**
- HyperHAES® 250 ml (4 ml/kg) i.v. und/oder
- HAES® 6%

↓

Play and go! Weitere Versorgung während des Transportes!

→ **Intubation und Beatmung** bei Bewusstseinstrübung und Ateminsuffizienz:
- Etomidat 0,15–0,3 mg/kg i.v. (z.B. Etomidat lipuro®)
- Ketamin S 0,2–0,5 mg i.v. (z.B. Ketanest S®)
- Midazolan 2–5 mg nach RR-Verhältnissen
- Suxamethonium 1 mg/kg i.v. (z.B. Lysthenon® 2%)

↓

Transport ☞ 1.2

*** Symptome**
starke Schmerzen im Abdominalbereich, Dyspnoe, Schocksymptomatik, harte Bauchdecken, sichtbare Verletzungen, wie Hämatome oder offene Wunden, Austritt von Bauchorganen oder sichtbare Fremdkörper

**** Basismaßnahmen**
ansprechbare Patienten in Flachlagerung mit Knierolle, O_2-Gabe 8–10 l/Min., Notarzt-Ruf, Wärmeerhaltung, Monitoring, i.v. Zugang, Laborblut, bei starken Blutungen die Wunde komprimieren

6.5 Extremitätentrauma

! **Wichtige ergänzende Informationen im Algorithmen-Buch ☞ 6.6**

Fraktur

Ein Knochenbruch entsteht durch direkte oder indirekte Krafteinwirkung mit Überschreitung der Elastizitätsgrenze.

Luxation

Gelenkverletzung mit Unterbrechung der Gelenk bildenden Flächen.

Schwerpunkt der Versorgungsstrategie

! **Vermeidung weiterer Schäden**

Es drohen hypovolämischer Schock, Weichteilverletzungen (Kompartiment-Syndrom), Nervenschädigungen, Durchblutungsstörungen usw.

Anmerkungen zu wichtigen Maßnahmen

- Sauerstoffgabe – Vermeidung von Hypoxämien und Optimierung der Oxygenation
- Kontinuierliches Monitoring (syst. RR, SaO_2, EKG) – Gefahr von Hypotonien und Hypoxien
- Wärmeerhaltung – Kältezittern usw. bewirkt erhöhten Stoffwechsel und erhöhten Sauerstoffverbrauch → schockverstärkend
- Venöser Zugang – Voraussetzung für gezielte Volumentherapie
- Analgesie (Opiat oder Ketamin) – Schmerzen bedeuten vitale Bedrohung und werden als elementares Angsterlebnis empfunden → schockverstärkend.

! **Lagerung**

Nach achsgerechter Ausrichtung der Fraktur oder Luxation (beachte Ausnahmen), angepasste Lagerung oder Retention der Gelenke schaffen. Anforderungen an diese Lagerung sind

- Ruhigstellen zur Verminderung weiterer Schmerzen, z. B. durch Krepitation
- Vermeiden weiterer Weichteilschäden
- Verhindern weiterer Sekundärschäden wie Gefäß- oder Nervenschäden
- Aufrechterhalten der Extension, wenn erforderlich.

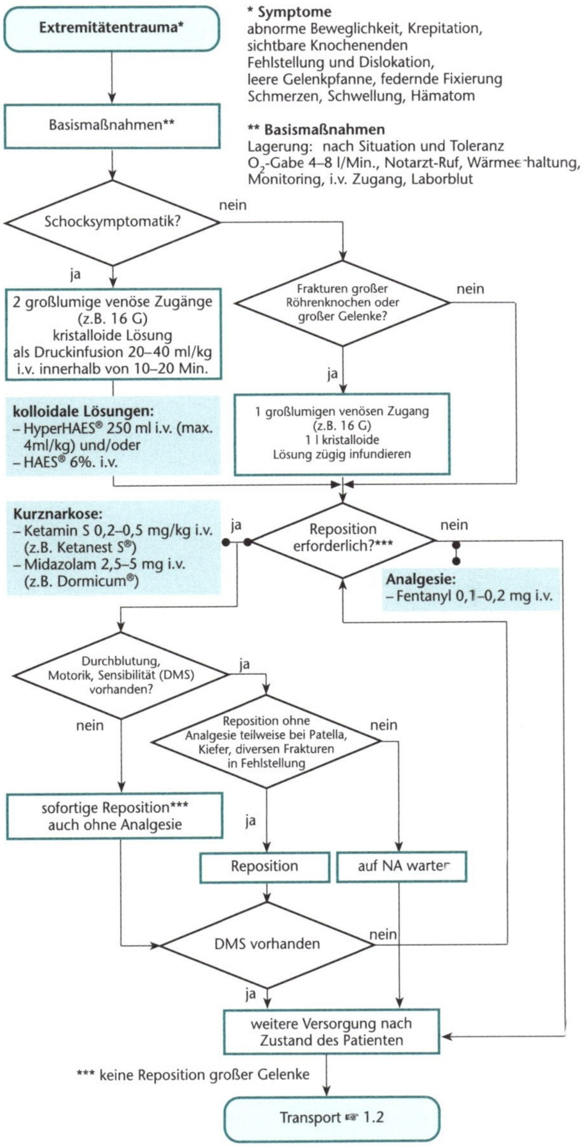
Extremitätentrauma*
* Symptome
abnorme Beweglichkeit, Krepitation,
sichtbare Knochenenden
Fehlstellung und Dislokation,
leere Gelenkpfanne, federnde Fixierung
Schmerzen, Schwellung, Hämatom
Basismaßnahmen**
** Basismaßnahmen
Lagerung: nach Situation und Toleranz
O2-Gabe 4–8 l/Min., Notarzt-Ruf, Wärmeerhaltung,
Monitoring, i.v. Zugang, Laborblut
Schocksymptomatik?
nein
ja
2 großlumige venöse Zugänge (z.B. 16 G) kristalloide Lösung als Druckinfusion 20–40 ml/kg i.v. innerhalb von 10–20 Min.
Frakturen großer Röhrenknochen oder großer Gelenke?
nein
ja
kolloidale Lösungen:
– HyperHAES® 250 ml i.v. (max. 4ml/kg) und/oder
– HAES® 6%. i.v.
1 großlumigen venösen Zugang (z.B. 16 G) 1 l kristalloide Lösung zügig infundieren
Kurznarkose:
– Ketamin S 0,2–0,5 mg/kg i.v. (z.B. Ketanest S®)
– Midazolam 2,5–5 mg i.v. (z.B. Dormicum®)
ja
Reposition erforderlich?***
nein
Analgesie:
– Fentanyl 0,1–0,2 mg i.v.
Durchblutung, Motorik, Sensibilität (DMS) vorhanden?
ja
nein
Reposition ohne Analgesie teilweise bei Patella, Kiefer, diversen Frakturen in Fehlstellung
nein
sofortige Reposition*** auch ohne Analgesie
ja
Reposition
auf NA warten
DMS vorhanden
nein
ja
weitere Versorgung nach Zustand des Patienten
*** keine Reposition großer Gelenke
Transport ☞ 1.2

6.6 Polytrauma

! Wichtige ergänzende Informationen im Algorithmen-Buch ☞ 6.7

Gleichzeitige Traumatisierung mehrer Körperregionen oder Organsysteme, wobei wenigstens eine Verletzung oder die Kombination lebensbedrohlich ist (Tscherne).

Schwerpunkte der Versorgungsstrategie

! Versorgung nach dem „Play-and-go-Prinzip"(☞ 6.1)

Zeitfaktor: Definitive Versorgung (z. B. SHT oder thorakale/abdominelle Blutung) erst in der Klinik möglich, daher zügige Verlegung in Klinik der Schwerpunktversorgung. Frühzeitig RTH Transport bedenken.

! Richtige Volumenstrategie (☞ 6.1)

Bei Kombination eines Schädelhirntraumas normotensive Blutdruckwerte (☞ 6.2), bei Ausschluss SHT und präklinisch nicht stillbaren Blutungen niedrige Blutdruckwerte (80-90 mmHg) anstreben (permissive Hypotonie).

Anmerkungen zu wichtigen Maßnahmen

- Flachlagerung - Erhöhung des zirkulierenden Blutvolumens und somit Blutdrucksteigerung
- Sauerstoffgabe - Vermeidung von Hypoxämien und Optimierung der Oxygenation
- Wärmeerhaltung - Kältezittern usw. bewirkt erhöhten Stoffwechsel und erhöhten Sauerstoffverbrauch → schockverstärkend
- Kontinuierliches Monitoring (syst. RR, SaO_2, EKG) - Gefahr von Hypotonien und Hypoxien
- Stifnek® anlegen - HWS-Verletzungen sind häufige Kombinationsverletzungen beim Polytrauma
- Venöser Zugang - Voraussetzung für gezielte Volumentherapie
- GCS-Bestimmung - Grundlage für das weitere diagnostische und therapeutische Vorgehen
- Blutzuckermessung bei gleichzeitigem SHT - bei Bewusstseinstrübung muss differenzialdiagnostisch eine Hypoglykämie ausgeschlossen werden
- Analgesie (Opiat oder Ketamin) - Schmerzen bedeuten vitale Bedrohung und werden als elementares Angsterlebnis empfunden → schockverstärkend
- Intubation/Beatmung - grundsätzlich bei der Diagnose Polytrauma.

***Symptome**
gleichzeitige Traumatisierung mehrerer Körperregionen oder Organsysteme, wobei wenigstens eine Verletzung oder die Kombination lebensbedrohlich ist (Tscherne).
Kaltschweißigkeit, Unruhe, Angst, Dyspnoe, starke Schmerzen, Tachykardie, Hypotonie, evtl. Schocksymptomatik, evtl. Bewusstseinstörung bis Bewusstlosigkeit

****Basismaßnahmen**
Lagerung: ansprechbare Patienten je nach Befund
O_2-Gabe 8–10 l/Min., Notarzt-Ruf, Wärmeerhaltung, Monitoring, i.v. Zugang, Laborblut
Bei jeder HWS-, SHT-Beteiligung oder einem primär bewusstlosen Polytrauma Stifnek anlegen!

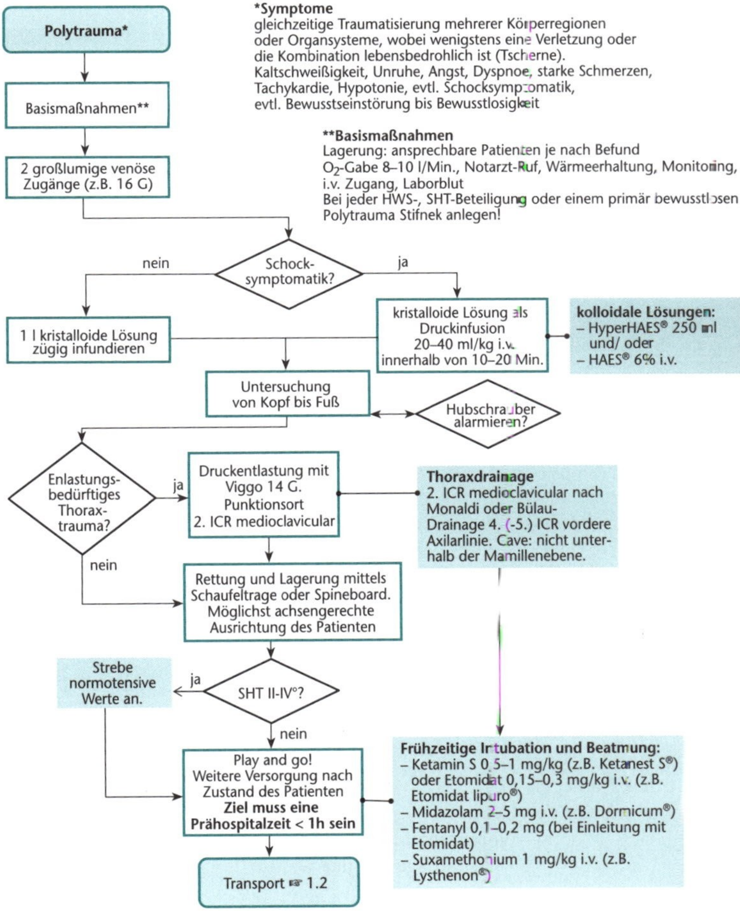

7 Thermische Notfälle

7.1 Verbrennungen/Verbrühungen

***!* Wichtige ergänzende Informationen im Algorithmen-Buch ☞ 7.2**

Verbrennung ist die Gewebsschädigung durch unphysiologisch hohe Temperaturen, die Verbrühung ist die Verbrennung durch Flüssigkeit.

Schwerpunkt der Versorgungsstrategie

***!* Frühzeitige Unterbindung einer Schocksymptomatik**

***!* Vermeidung negativer Wärmeeinwirkungen**

Hitzeeinwirkung führt durch Freisetzung gewebeschädigender (zytotoxischer) Mediatoren zu Kapillarschädigungen mit erhöhter Permeabilität und generalisierter Ödembildung.

***!* Vermeidung einer Hypothermie**

Keine Kühlung durch Rettungsdienst bei > 15 % verbrannter KOF bei Erwachsenen und > 10 % bei Kindern, sondern direkt Wärmeerhaltung, da eine weitere Kühlung schockverstärkend wirkt.

***!* Potente Analgesie**

Schmerzen und Angst erhöhen durch vermehrte Ausschüttung von Katecholaminen die Schockgefahr.

Anmerkung zu wichtigen Maßnahmen

- Lagerung (Erwachsene > 15 % und Kinder > 8–10 % verbrannter Körperoberfläche) – Flachlagerung wegen drohender Schockgefahr zur Erhöhung des zirkulierenden Blutvolumens
- Abschätzen des Ausmaßes – keine Einbeziehung von Verbrennungen 1. Grades, da sie keine vitale Bedrohung darstellen
- Sauerstoffgabe – Gefahr der Hypoxie und Ateminsuffizienzen vor allem beim Vorliegen eines Inhalationstraumas
- NA-Ruf – ab Verbrennungen 2. Grades (Erwachsene > 8 %, Kinder > 4 %) oder bei schwerwiegenden Begleitverletzungen, da vitale Bedrohung
- Venösen Zugang legen – evtl. auch in verbrannte Areale, um gezielt auf Hypotonien reagieren zu können. Frühzeitig, da nach Schwellung der Extremitäten die Anlage sehr schwierig wird
- Volumengabe – keine unkontrollierte Volumenzufuhr wegen der Gefahr starker Ödeme
- Analgesie (mit Ketamin oder Opiat) – Schmerzen wirken sich aufgrund der vasomotorischen Reaktion negativ auf das Schockgeschehen aus
- Zielklinik – nächstes Krankenhaus mit chirurgischer Akutversorgung. Erstversorgung mit Stabilisierung der Vitalfunktionen. Verlegung in ein Verbrennungszentrum innerhalb von 6 h (zumeist per Lufttransport).

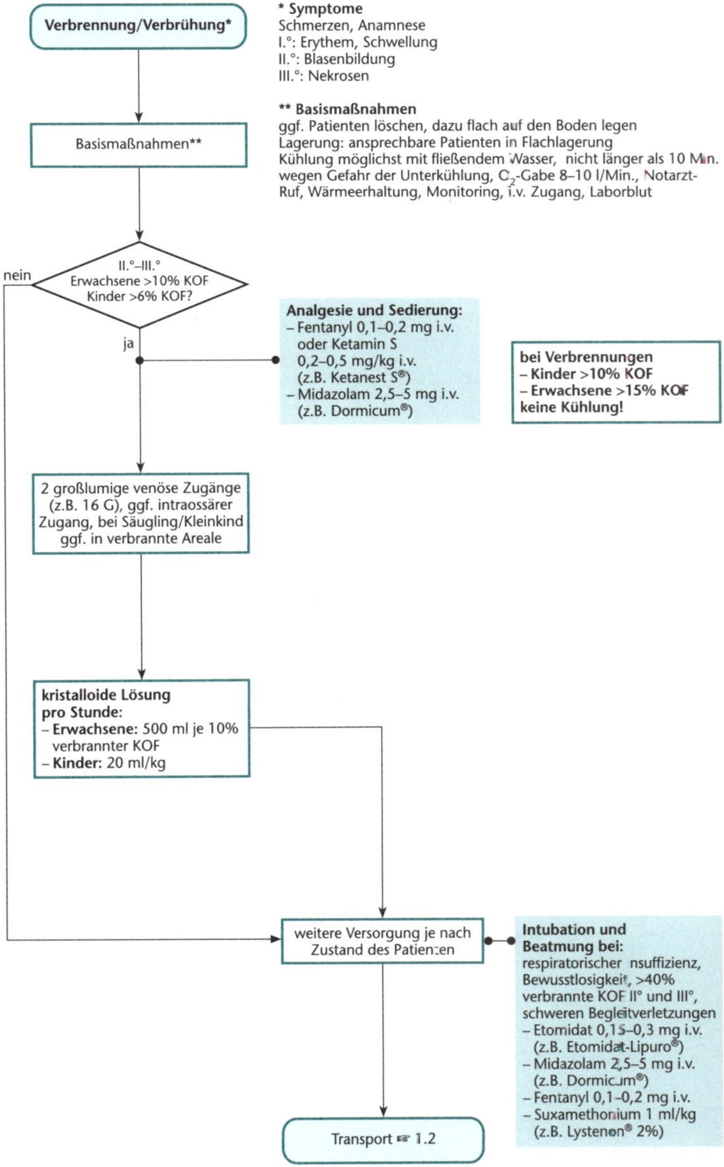

Verbrennung/Verbrühung*
* Symptome
Schmerzen, Anamnese
I.°: Erythem, Schwellung
II.°: Blasenbildung
III.°: Nekrosen
Basismaßnahmen**
** Basismaßnahmen
ggf. Patienten löschen, dazu flach auf den Boden legen
Lagerung: ansprechbare Patienten in Flachlagerung
Kühlung möglichst mit fließendem Wasser, nicht länger als 10 Min. wegen Gefahr der Unterkühlung, O2-Gabe 8–10 l/Min., Notarzt-Ruf, Wärmeerhaltung, Monitoring, i.v. Zugang, Laborblut
II.°–III.° Erwachsene >10% KOF Kinder >6% KOF?
nein
ja
Analgesie und Sedierung:
– Fentanyl 0,1–0,2 mg i.v. oder Ketamin S 0,2–0,5 mg/kg i.v. (z.B. Ketanest S®)
– Midazolam 2,5–5 mg i.v. (z.B. Dormicum®)
bei Verbrennungen
– Kinder >10% KOF
– Erwachsene >15% KOF
keine Kühlung!
2 großlumige venöse Zugänge (z.B. 16 G), ggf. intraossärer Zugang, bei Säugling/Kleinkind ggf. in verbrannte Areale
kristalloide Lösung pro Stunde:
– Erwachsene: 500 ml je 10% verbrannter KOF
– Kinder: 20 ml/kg
weitere Versorgung je nach Zustand des Patienten
Intubation und Beatmung bei:
respiratorischer Insuffizienz, Bewusstlosigkeit, >40% verbrannte KOF II° und III°, schweren Begleitverletzungen
– Etomidat 0,15–0,3 mg i.v. (z.B. Etomidat-Lipuro®)
– Midazolam 2,5–5 mg i.v. (z.B. Dormicum®)
– Fentanyl 0,1–0,2 mg i.v.
– Suxamethonium 1 ml/kg (z.B. Lystenon® 2%)
Transport ☞ 1.2

7.2 Hypothermie

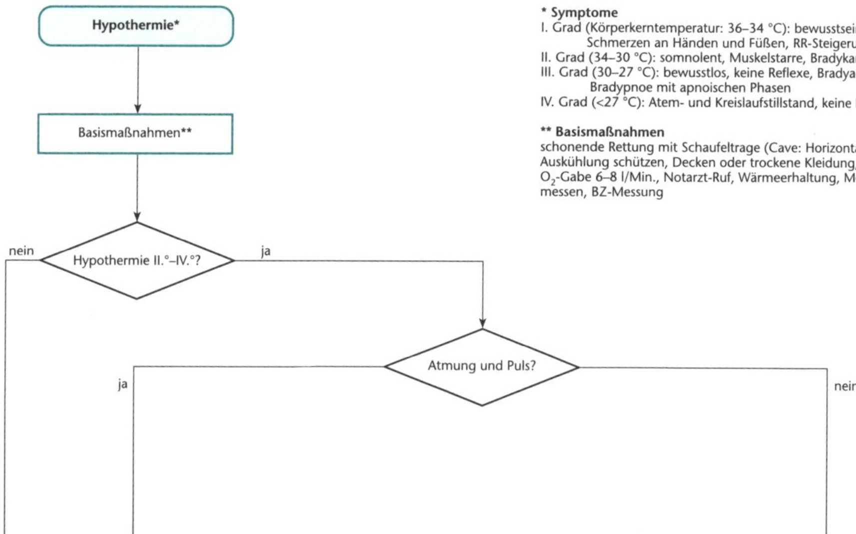

*** Symptome**

I. Grad (Körperkerntemperatur: 36–34 °C): bewusstseinsklar, Kältezittern, kalte, blasse Haut, Schmerzen an Händen und Füßen, RR-Steigerung, Tachykardie, Tachypnoe
II. Grad (34–30 °C): somnolent, Muskelstarre, Bradykardie, Arrhythmie, kein Schmerzempfinden
III. Grad (30–27 °C): bewusstlos, keine Reflexe, Bradyarrhythmie, weite, träge reagierende Pupillen, Bradypnoe mit apnoischen Phasen
IV. Grad (<27 °C): Atem- und Kreislaufstillstand, keine Pupillenreflexe

**** Basismaßnahmen**

schonende Rettung mit Schaufeltrage (Cave: Horizontallage), nasse Kleidung entfernen, vor Auskühlung schützen, Decken oder trockene Kleidung, Rettungsfolie (Silberseite zum Körper), O_2-Gabe 6–8 l/Min., Notarzt-Ruf, Wärmeerhaltung, Monitoring, i.v. Zugang, Körpertemperatur messen, BZ-Messung

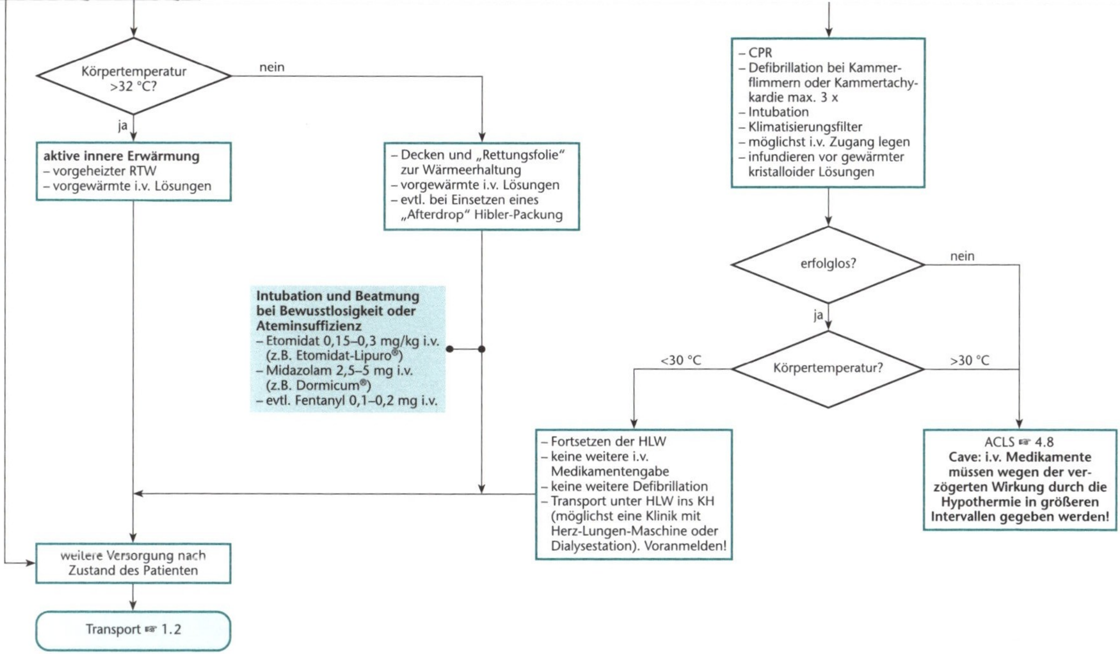
Körpertemperatur >32 °C?
nein
ja
aktive innere Erwärmung
– vorgeheizter RTW
– vorgewärmte i.v. Lösungen
– Decken und „Rettungsfolie“ zur Wärmeerhaltung
– vorgewärmte i.v. Lösungen
– evtl. bei Einsetzen eines „Afterdrop“ Hibler-Packung
Intubation und Beatmung bei Bewusstlosigkeit oder Ateminsuffizienz
– Etomidat 0,15–0,3 mg/kg i.v. (z.B. Etomidat-Lipuro®)
– Midazolam 2,5–5 mg i.v. (z.B. Dormicum®)
– evtl. Fentanyl 0,1–0,2 mg i.v.
– CPR
– Defibrillation bei Kammerflimmern oder Kammertachykardie max. 3 x
– Intubation
– Klimatisierungsfilter
– möglichst i.v. Zugang legen
– infundieren vor gewärmter kristalloider Lösungen
erfolglos?
nein
ja
Körpertemperatur?
<30 °C
>30 °C
– Fortsetzen der HLW
– keine weitere i.v. Medikamentengabe
– keine weitere Defibrillation
– Transport unter HLW ins KH (möglichst eine Klinik mit Herz-Lungen-Maschine oder Dialysestation). Voranmelden!
ACLS ☞ 4.8
Cave: i.v. Medikamente müssen wegen der verzögerten Wirkung durch die Hypothermie in größeren Intervallen gegeben werden!
weitere Versorgung nach Zustand des Patienten
Transport ☞ 1.2

7.2 Hypothermie

! Wichtige ergänzende Informationen im Algorithmen-Buch ☞ 7.1

Absinken der Körperkerntemperatur < 35 °C.

Schwerpunkt der Versorgungsstrategie

! Stadium 1 (Erregungsstadium 36–34 °C): aktive Wiedererwärmung

Keine weitergehenden Gefahren durch die Hypothermie selber.

! Stadium 2–4 (Erschöpfungsstadium 34–30 °C/Lähmungsstadium 30-27 °C/Scheintod < 27 °C): Vermeidung weiterer Wärmeverluste

Es drohen u. a. Bewusstseinstörungen und schwere Herzrhythmusstörungen bis zum Kreislaufstillstand. Keine aktive Wiedererwärmung, da Gefahr eines Afterdrop (Weitstellung der peripheren Gefäße bewirkt, dass kaltes Schalenblut der Peripherie mit warmem Körperkernblut vermischt, plötzlicher Temperaturabfall von 3–4 °C droht).

Anmerkung zu wichtigen Maßnahmen

- Rettung – in horizontaler Lage mit Schaufeltrage. Durch Lageveränderungen droht der Bergungstod
- Entfernen nasser Kleidung – Wasser hat eine 20- bis 25-mal höhere Wärmeleitfähigkeit als Luft
- Sauerstoffgabe – Vermeidung von Hypoxien, z. B. aufgrund des gesteigerten Energiebedarfs
- Wärmeerhaltung – Verwendung der „Goldfolie", dabei Silberseite zum Körper. Reflektion der Köperwärme
- Kontinuierliches Monitoring (syst. RR, SaO_2, EKG) – es drohen Rhythmusstörungen und Hypoxien
- Temperaturmessung – Therapie ist abhängig von der aktuellen Temperatur
- Blutzuckermessung – Hypoglykämie kann Ursache oder Folge einer Hypothermie sein
- Venösen Zugang legen (wenn möglich) – Voraussetzung für eine gezielte medikamentöse Therapie, z. B. bei plötzlich auftretenden Rhythmusstörungen
- Volumengabe – vorgewärmte kristalloide Lösungen zur Vermeidung weiterer Wärmeverluste bei Einsatz kalter Lösungen.

8 Toxikologische Notfälle

8.1 Intoxikation

! Wichtige ergänzende Informationen im Algorithmen-Buch ☞ 8.1

„Alles ist Gift, nichts ist ohne Gift. Alleine die Dosis macht das Gift.“ (Paracelsus).

Schwerpunkte der Versorgungsstrategie

! Sicherung der Vitalfunktionen

Eigenschutz beachten! Dies gilt sowohl bei Kontaktgiften als auch bei Drogennotfällen. Auch gut gemeinte Hilfe kann schnell zu handfesten Auseinandersetzungen führen.

! Vermeidung einer weitergehenden Vergiftung innerhalb des Körpers

Gefährdung durch eine Substanz liegt in der toxikologischen Eigenschaft der Substanz und in der Exposition, d.h. wie lange und intensiv der Organismus mit der Substanz in Kontakt gekommen ist. Die Exposition kann ggf. durch die Adsorption mittels medizinischer Kohle oder auch durch die Antagonisierung mittels Antidota beeinflusst werden.

Anmerkung zu wichtigen Maßnahmen

! 5-Finger-Regel

- Elementarhilfe – Versorgung im Rahmen von BAK-Schema + Basismaßnahmen (siehe Algorithmus)
- Entgiftung
  - Medizinische Kohle adsorbiert universell oral aufgenommene Gifte. Ausnahmen sind Alkohol, Schwermetalle, anorganische Säuren und Laugen
  - Dermale Giftaufnahme: kontaminierte Kleidung entfernen. *Cave:* nicht offen ablegen, sondern in einem verschließbaren Beutel lagern! Haut ausgiebig mit Wasser spülen
- Asservierung – Sicherstellen einer Probe für die toxikologische Analyse, z.B. von Erbrochenem, Blut, Speiseresten, Medikamentenpackungen
- Antidotgabe – Gabe spezieller Gegengifte für eine gezielte Inaktivierung des Giftes
- Transport – durch die Rettungsleitstelle die Daten zum Gift übermitteln, damit z.B. frühzeitig Informationen für spezielle Therapien über die Giftinformationszentralen eingeholt werden können.

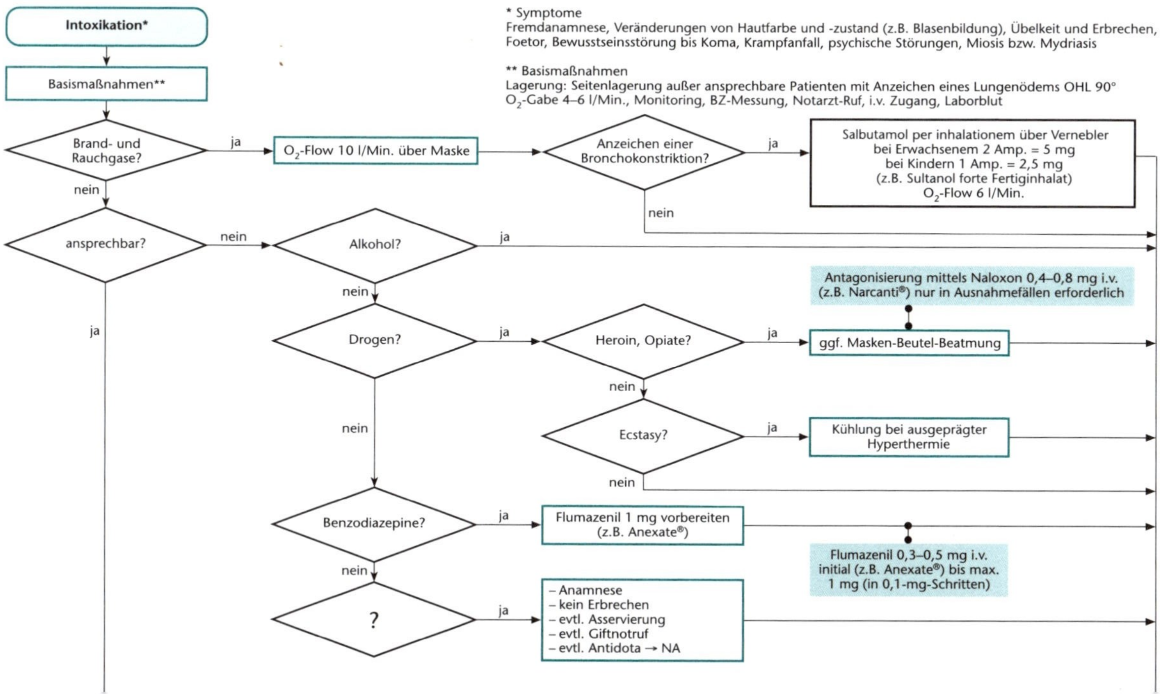

* Symptome
Fremdanamnese, Veränderungen von Hautfarbe und -zustand (z.B. Blasenbildung), Übelkeit und Erbrechen, Foetor, Bewusstseinsstörung bis Koma, Krampfanfall, psychische Störungen, Miosis bzw. Mydriasis

** Basismaßnahmen
Lagerung: Seitenlagerung außer ansprechbare Patienten mit Anzeichen eines Lungenödems OHL 90°
O_2-Gabe 4–6 l/Min., Monitoring, BZ-Messung, Notarzt-Ruf, i.v. Zugang, Laborblut

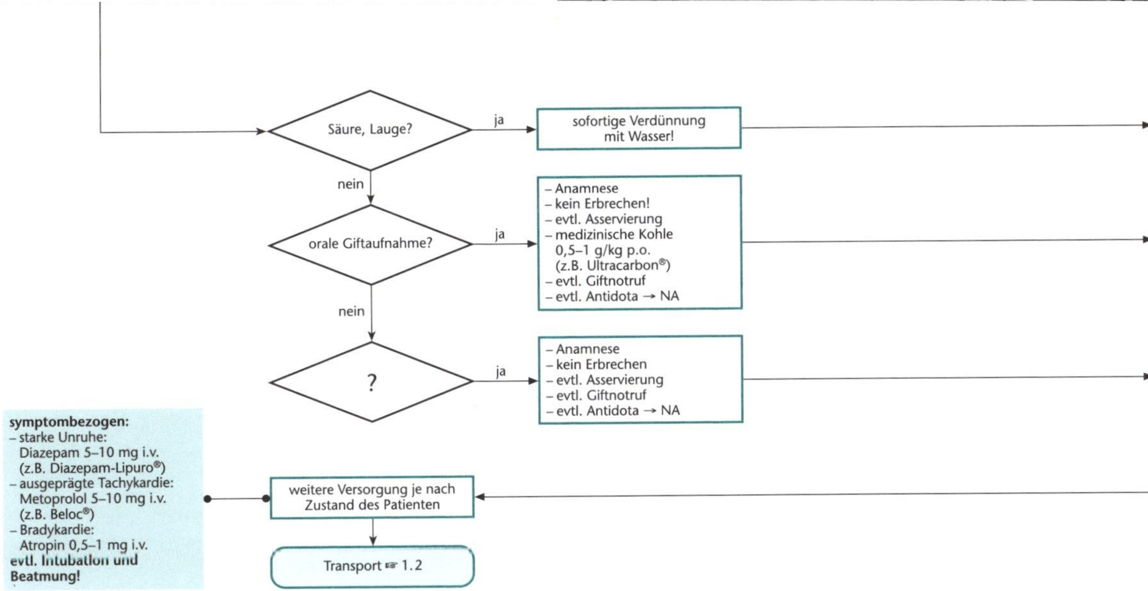
Säure, Lauge?
ja
sofortige Verdünnung mit Wasser!
nein
orale Giftaufnahme?
ja
– Anamnese
– kein Erbrechen!
– evtl. Asservierung
– medizinische Kohle 0,5–1 g/kg p.o. (z.B. Ultracarbon®)
– evtl. Giftnotruf
– evtl. Antidota → NA
nein
?
ja
– Anamnese
– kein Erbrechen
– evtl. Asservierung
– evtl. Giftnotruf
– evtl. Antidota → NA
symptombezogen:
– starke Unruhe:
Diazepam 5–10 mg i.v. (z.B. Diazepam-Lipuro®)
– ausgeprägte Tachykardie:
Metoprolol 5–10 mg i.v. (z.B. Beloc®)
– Bradykardie:
Atropin 0,5–1 mg i.v.
evtl. Intubation und Beatmung!
weitere Versorgung je nach Zustand des Patienten
Transport ☞ 1.2

9 Sonstiger Notfall

***!* Wichtige ergänzende Informationen im Algorithmen-Buch ☞ 9.1**
Dieser Algorithmus soll als Führungshilfe bei den Notfällen dienen, die nicht anhand der verwendeten Kategorien und deren Notfallbilder abgearbeitet werden können. Hier erfolgt dann in erster Linie die Abarbeitung über das BAK-Schema.

Schwerpunkt der Versorgungsstrategie

! Sicherung der Vitalfunktionen
Es zeigt sich oft im Rettungsdienst, dass es nicht zwingend erforderlich ist, immer eine spezifische Diagnose zu stellen, da sich die präklinische Notfallversorgung ab einem bestimmten Punkt auf die Vitalfunktionen beschränken lässt.

Anmerkung zu wichtigen Maßnahmen

- Lagerung – OHL 60–90°, stellt eine angenehme entspannende Lagerung für den Patienten dar. Zudem erleichtert sie die Atmung und damit die Oxygenierung
- Sauerstoffgabe – wenn keine Hyperventilation vorliegt, sonst Rückatembeutel einsetzen. Die O_2-Gabe stellt bei allen Notfallpatienten eine obligate Maßnahme dar
- Kontinuierliches Monitoring (syst. RR, SaO_2, EKG) – Überwachung und Vermeidung von z. B. plötzlich auftretenden Rhythmusstörungen, Hypotonien oder Hypoxien. Ein wohl dosiertes Monitoring hat auch einen positiven psychologischen Effekt
- GCS-Bestimmung – Grundlage für das weitere diagnostische und therapeutische Vorgehen
- Venösen Zugang legen – um auf plötzlich auftretende Situationen wie z. B. Hypotonien oder Rhythmusstörungen gezielt reagieren zu können

Erweiterte Maßnahmen erfolgen symptombezogen.
Cave: Therapiert werden nicht Befunde, sondern die Symptome. Wenn ein Patient bei einer Herzfrequenz von 45/Min. keine Kreislaufprobleme oder Dyspnoe zeigt, kann auf eine präklinische antiarrhythmische Therapie die ggf. mehr Komplikationen als Nutzen bringt, verzichtet werden.

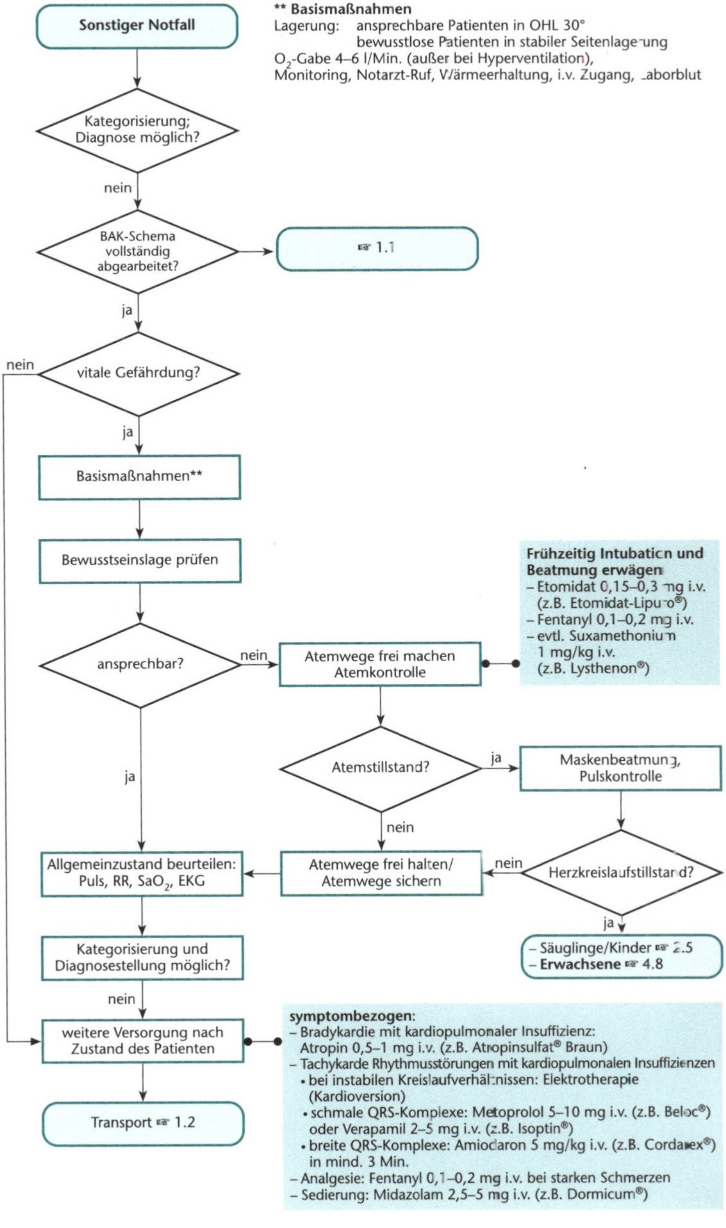
** Basismaßnahmen
Lagerung: ansprechbare Patienten in OHL 30°
bewusstlose Patienten in stabiler Seitenlagerung
O_2-Gabe 4–6 l/Min. (außer bei Hyperventilation),
Monitoring, Notarzt-Ruf, Wärmeerhaltung, i.v. Zugang, Laborblut
Sonstiger Notfall
Kategorisierung; Diagnose möglich?
nein
BAK-Schema vollständig abgearbeitet?
☞ 1.1
ja
vitale Gefährdung?
nein
ja
Basismaßnahmen**
Bewusstseinslage prüfen
ansprechbar?
nein
Atemwege frei machen Atemkontrolle
Frühzeitig Intubation und Beatmung erwägen
– Etomidat 0,15–0,3 mg i.v. (z.B. Etomidat-Lipuro®)
– Fentanyl 0,1–0,2 mg i.v.
– evtl. Suxamethonium 1 mg/kg i.v. (z.B. Lysthenon®)
Atemstillstand?
ja
Maskenbeatmung, Pulskontrolle
ja
nein
Herzkreislaufstillstand?
nein
ja
– Säuglinge/Kinder ☞ 2.5
– Erwachsene ☞ 4.8
Atemwege frei halten/ Atemwege sichern
Allgemeinzustand beurteilen: Puls, RR, SaO_2, EKG
Kategorisierung und Diagnosestellung möglich?
nein
weitere Versorgung nach Zustand des Patienten
Transport ☞ 1.2
symptombezogen:
– Bradykardie mit kardiopulmonaler Insuffizienz: Atropin 0,5–1 mg i.v. (z.B. Atropinsulfat® Braun)
– Tachykarde Rhythmusstörungen mit kardiopulmonalen Insuffizienzen
• bei instabilen Kreislaufverhältnissen: Elektrotherapie (Kardioversion)
• schmale QRS-Komplexe: Metoprolol 5–10 mg i.v. (z.B. Beloc®) oder Verapamil 2–5 mg i.v. (z.B. Isoptin®)
• breite QRS-Komplexe: Amiodaron 5 mg/kg i.v. (z.B. Cordarex®) in mind. 3 Min.
– Analgesie: Fentanyl 0,1–0,2 mg i.v. bei starken Schmerzen
– Sedierung: Midazolam 2,5–5 mg i.v. (z.B. Dormicum®)

Abkürzungsverzeichnis

A	Arteria
ACLS	Advanced Cardiac Life Support
Amp.	Ampulle
ASS	Acetylsalicylsäure
AV	Atrioventrikularknoten
AZV	Atemzugvolumen
BÄK	Bundesärztekammer
BLS	Basic Life Support
BZ	Blutzucker
cmH_2O	Zentimeter Wassersäule
CO_2	Kohlendioxid
DIVI	Deutsche Interdisziplinäre Vereinigung für Intensiv- und Notfallmedizin
e.b.	endobronchial
EKG	Elektrokardiogramm
$etpCO_2$	endexspiratorische Kohlendioxidkonzentration
evtl.	eventuell
GABA	Gammaaminobuttersäure
GCS	Glasgow-Coma-Scale
ggf.	gegebenenfalls
GI	gastrointestinal
GIT	Gastrointestinaltrakt
h	Stunde(n)
HDM	Herzdruckmassage
HZV	Herzzeitvolumen
i.d.R.	in der Regel
i.o.	intraossär
i.v.	intravenös
ICP	intrakranieller Druck
ICR	Interkostalraum
ID	Innendurchmesser
IfSG	Infektionsschutzgesetz
J	Joule
kg	Kilogramm
KH	Krankenhaus
KIT	Kriseninterventionsteam
KOF	Körperoberfläche
KTW	Krankentransportwagen
l	Liter
Lj.	Lebensjahr
Lig	Ligamentum
Lsg.	Lösung
LNA	leitender Notarzt
LTB	Laryngotracheobronchitis
MANV	Massenanfall von Verletzten
MAP	mittlerer arterieller Druck
mg	Milligramm
Min.	Minute(n)
ml	Milliliter
mmHg	Millimeter Quecksilbersäule
N	Nervus
NACA	National Advisory Comitee for Aeronautics
NaCl	Natriumchlorid
NAW	Notarztwagen
NEF	Notarzteinsatzfahrzeug
NSAID	nicht steroidale Antiphlogistika
o.Ä.	oder Ähnliches
O_2	Sauerstoff
OHL	Oberkörperhochlagerung
OrgL	organisatorischer Leiter Rettungsdienst
p.o.	peroral
PALS	paediatric advanced life support
PEA	pulslose elektrische Aktivität
PEEP	positiver endexspiratorischer Druck
PVT	paroxysmale ventrikuläre Tachykardie
RA	Rettungsassistent
RD	Rettungsdienst
RR	Blutdruck (Riva Rocci)
RS	Rettungssanitäter
RTH	Rettungshubschrauber
RTW	Rettungswagen
s.l.	sublingual
SaO_2	arterielle Sauerstoffsättigung
SEG	Schnell-Einsatz-Gruppe
Sek	Sekunde(n)
SHT	Schädelhirntrauma
SIDS	sudden infant death syndrome
s. o.	siehe oben
SSW	Schwangerschaftswoche
syst.	systolisch
s. u.	siehe unten
Tbl.	Tablette
u. a.	unter anderem
V	Vena
V.a.	Verdacht auf
v.a.	vor allem
VEL	Vollelektrolytlösung
Vol%	Volumenprozent
z. B.	zum Beispiel
Z.n.	Zustand nach